「長生きみそ汁」は
自律神経と腸を整える
最強の料理です

はじめに

結局、何を食べれば長生きできるのか

私は長年、自律神経と腸の研究をし、多くの患者さんを診《み》てきました。

その経験から、最近わかってきたのは、**「病気や不調は、生活習慣によるところがかなり大きい」**ということです。

とくに大切なのは食事です。

でも、この世の中は、健康によいとうたわれた食べ物であふれています。

結局、何を食べれば、病気や不調の予防につながるのでしょうか。

私は研究過程で、食材がもつ数多くの力に気づかされました。

なかでも、日本人にとって、より身近な食べ物に、驚くべき価値を発見したのです。

それが、**日本を代表する発酵《はっこう》食品、「みそ」でした。**

みその主原料である大豆は、もともと豊富な栄養を備えています。
大豆はみそになる過程で発酵すると、さらに栄養価が高まります。
その結果、栄養満点の**スーパーフードに進化する**のです。
近年の研究で、みその健康効果が、科学的にも実証されてきています。

- 発酵によって老化制御機能が生まれる（東京農業大学・小泉武夫名誉教授）
- 血圧上昇を抑制し脳卒中を予防する効果がある（広島大学研究グループ）
- みそは胃ガンを抑制する効果がある（広島大学・渡邊敦光名誉教授）

でも、みそを毎日そのまま口にするのは、抵抗がありますよね。どんな料理が一番効果的に栄養をとれるのでしょうか。

それがたった1杯で
他の食材の栄養まで
とれてしまう
みそ汁だったのです。

いつも飲んでいるみそ汁で大丈夫？

では、みそ汁のよさとはなんでしょう？

- 一度に複数の食材をとれるので、たくさんの栄養がとれる
- かさが減るから、サラダよりも多くの量の野菜がとれる
- 栄養が食材から溶け出しても、汁に溶け込ませて逃さない
- 食材の組み合わせが自由自在で飽《あ》きにくい

忙しい現代人にとって、１杯でこれだけ簡単に栄養がとれるのは、うれしいですよね。

そこで私は仮説を立てました。

いつも飲んでいるみそ汁を、長年の研究成果をもとにパワーアップさせられたら、**あらゆる病気を遠ざけ、不調を改善する最強のみそ汁**が作れるのではないか、と。

試行錯誤《しこうさくご》の末
ようやく
たどりついたのが
この「長生きみそ汁」
でした。

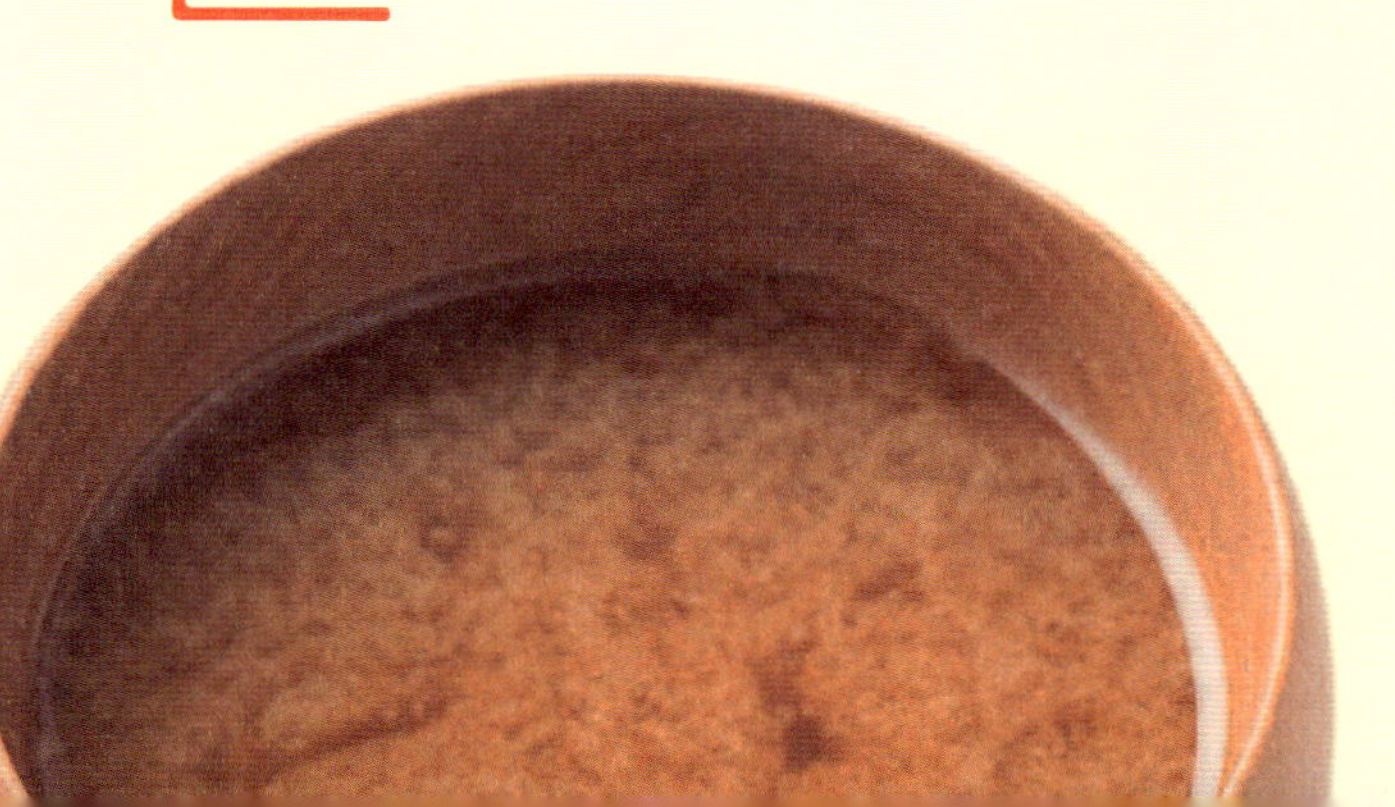

「長生きみそ汁」が最強、といえる理由

いつもあなたが飲んでいるみそ汁と、「長生きみそ汁」はどこが違うのか。

基本の素材から見直したのが、この「長生きみそ汁」なのです。

❶抗酸化力を高めるメラノイジンが豊富な**赤みそ**

❷ストレス抑制効果のあるGABAが含まれた**白みそ**

❸解毒効果抜群のアリシン、ケルセチンが豊富な**おろし玉ねぎ**

❹塩分排出効果のあるカリウムが含まれた**りんご酢**

この4つの素材を組み合わせて冷凍した「長生きみそ玉」を使い、みそ汁を飲んでください。一日1杯でじゅうぶんです。

たった1杯で、こんな健康効果が期待できます。

「長生きみそ汁」の健康効果はここがすごい！

腸内環境が整う！

みそに含まれる**乳酸菌は、腸を整えてくれる善玉菌**です。腸のコンディションが整うと、ストレス、不眠、肌荒れ、冷え性、花粉症、大腸ガンリスクの軽減、便秘などの予防・改善が期待されます。

自律神経のバランスが改善！

自律神経は、**臓器をコントロールする大切な神経**です。バランスが整えば、過敏性腸症候群、アレルギー性鼻炎、気管支炎、関節リウマチ、便秘、ストレスなどの予防・改善が期待されます。

血液がサラサラになる！

玉ねぎに含まれるケルセチンは、血管を丈夫にしなやかにし、血栓を溶かす物質と同じ働きをします。**血管が強くなり血液がサラサラ**になれば、脳梗塞《のうこうそく》などの脳血管疾患、心筋梗塞、不整脈などの各種心疾患、動脈硬化、エコノミークラス症候群などの予防・改善が期待されます。

慢性疲労が改善する！

みそに含まれるビタミンB_{12}、りんご酢に含まれるクエン酸などには、**高い疲労回復効果**があります。慢性疲労を改善することができれば、思考力・集中力の低下、免疫力の低下なども、改善されていきます。

生活習慣病が改善！

りんご酢に含まれるリンゴポリフェノールは、**ポリフェノールのなかでも群を抜いて強い抗酸化作用**があり、注目を集めています。抗酸化力を高め、日々の悪しき生活習慣に起因する症状の数々を予防できれば、糖尿病、高血圧、脂質異常症、脳梗塞、心筋梗塞、循環器疾患のリスク回避、免疫機能の低下、ホルモンバランスの乱れなどの予防・改善が期待できます。

老化のスピードを抑える！

「長生きみそ玉」の素材には、**老化のスピードを緩やかにする**抗酸化力がたっぷり。老化のスピードが緩やかになれば、糖尿病、動脈硬化、肝《かん》疾患《しっかん》、思考力の低下、疲労感、倦怠《けんたい》感《かん》、シミ、シワ、白髪、抜け毛などの予防・改善が期待されます。

メンタルトラブルを防ぐ！

みそに含まれる必須アミノ酸やビタミン群は、**「幸せホルモン」と呼ばれるセロトニンの分泌を促してくれます**。セロトニンの不足を防げれば、うつ病、睡眠障害、パニック障害、強迫性障害などの予防・改善が期待されます。

さあ、あなたも
手軽にすごい健康効果が
期待できる
「長生きみそ汁」生活を
はじめて
健康長寿を実現しましょう！

CONTENTS

医者が考案した「長生きみそ汁」　もくじ

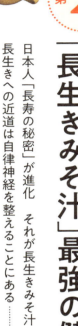

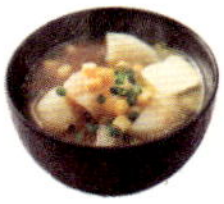

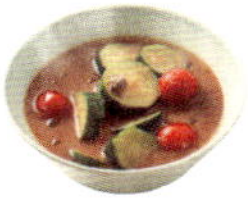

第3章

健康効果が倍増する！

「長生きみそ汁」アレンジレシピ

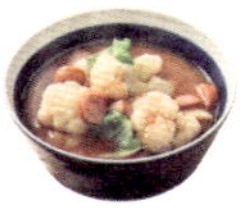

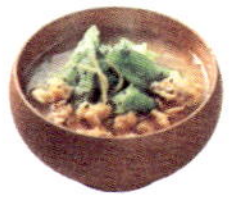

野菜のみそ汁

大豆製品のみそ汁

肉と卵のみそ汁

CONTENTS

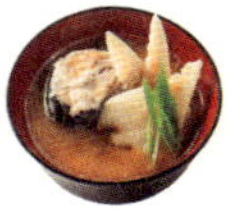

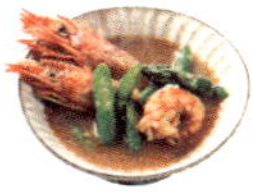

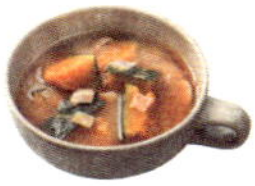

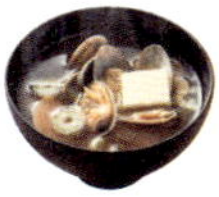

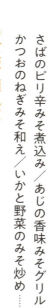

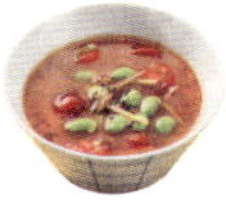

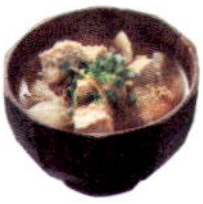

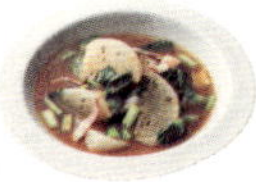

第5章

さらに病気を遠ざける

「長生きみそ汁」習慣のすすめ

※本書のみそ汁は、その効果に個人差があります。また、身体に何か異常を感じた時は、医師に相談をしてください。

第1章

簡単だから続けられる！

「長生きみそ汁」の作り方

病気を遠ざけ、不調を改善する！
豊富な栄養素を含んだ「長生きみそ汁」
基本の作り方を紹介！

「長生きみそ汁」は驚きの効能！
でも、準備はたった３ステップ！

1 玉ねぎをすりおろす！

▼

2 材料を混ぜ合わせる！

▼

3 冷凍庫で凍らせる！

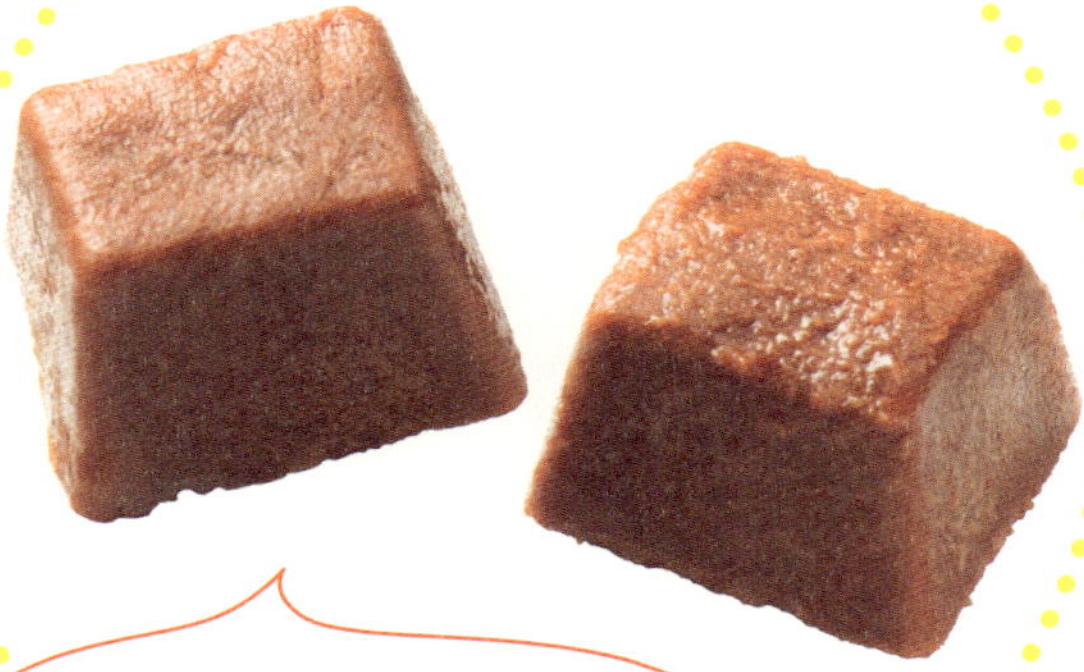

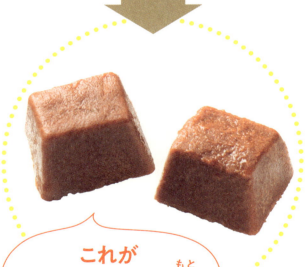

これが
「長生きみそ汁」の素《もと》、
「長生きみそ玉」。

作りおきして、
毎日使える！

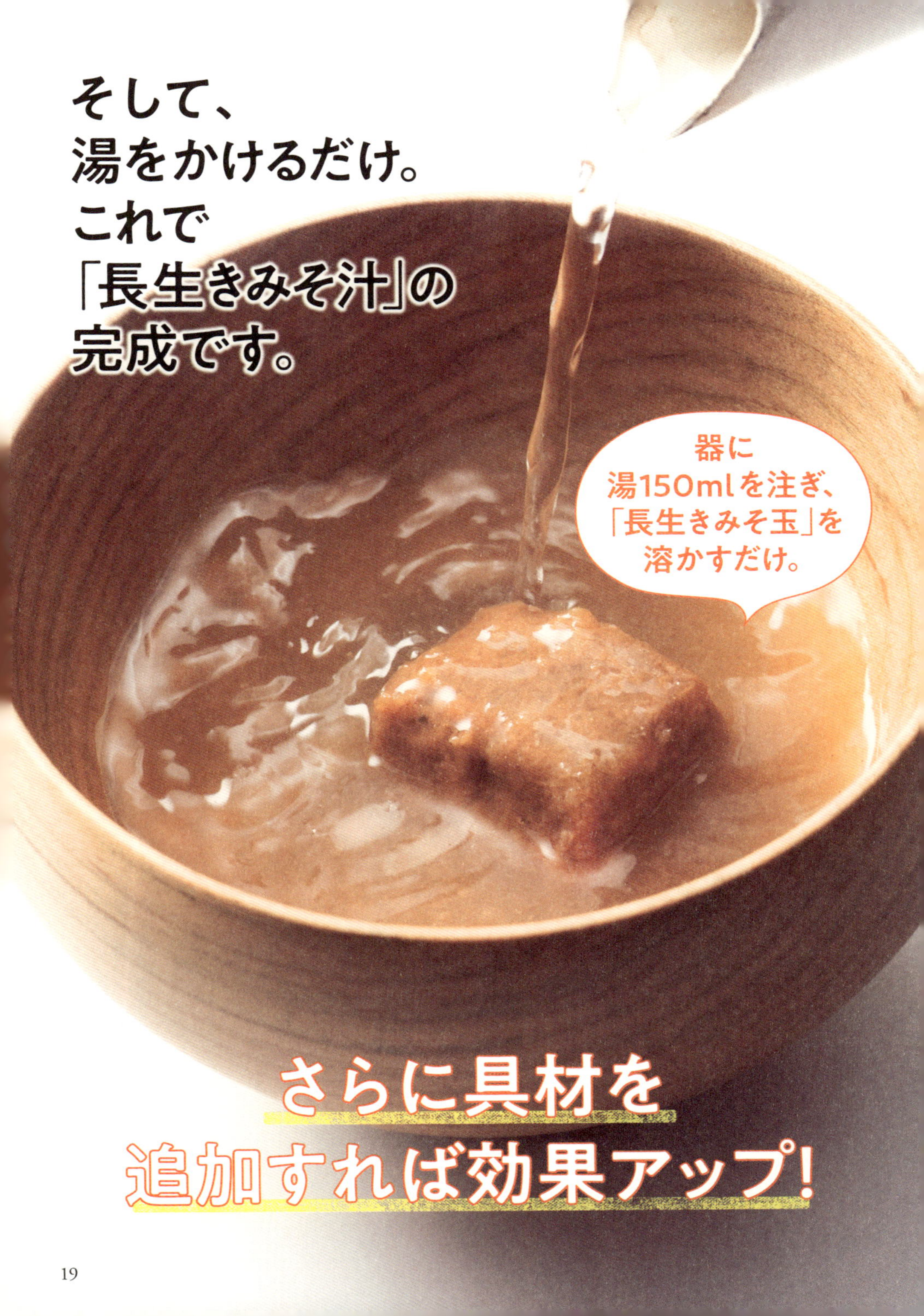

そして、湯をかけるだけ。これで「長生きみそ汁」の完成です。

器に
湯150mlを注ぎ、
「長生きみそ玉」を
溶かすだけ。

さらに具材を追加すれば効果アップ！

4つの材料を混ぜるだけ！「長生きみそ玉」の作り方

材料（「長生きみそ玉」10個分／みそ汁10杯分）

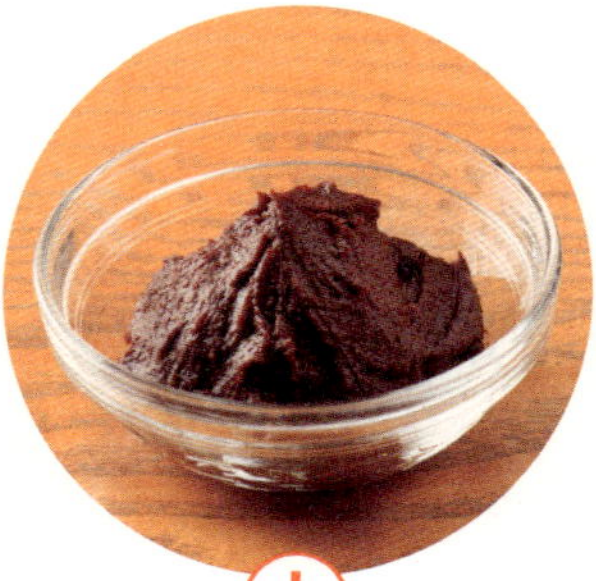

［赤みそ］

80g

熟成期間が長いほど、色が濃くなっていきます。コクのある風味が特徴です。

＋

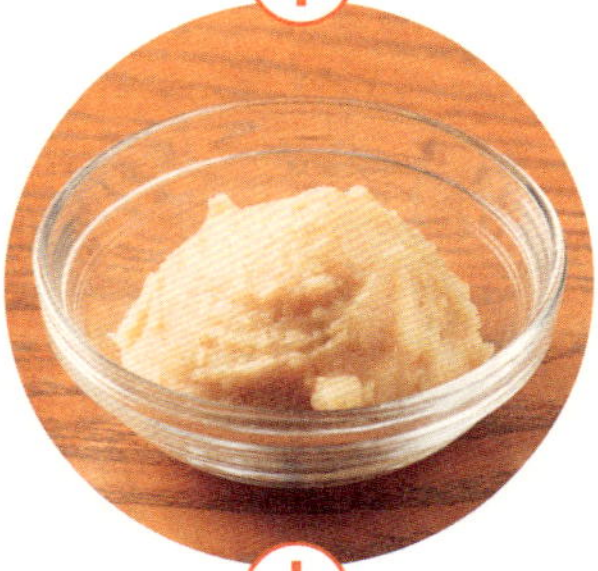

［白みそ］

80g

甘味の多いものから少ないものまで種類豊富。好みのものを。

＋

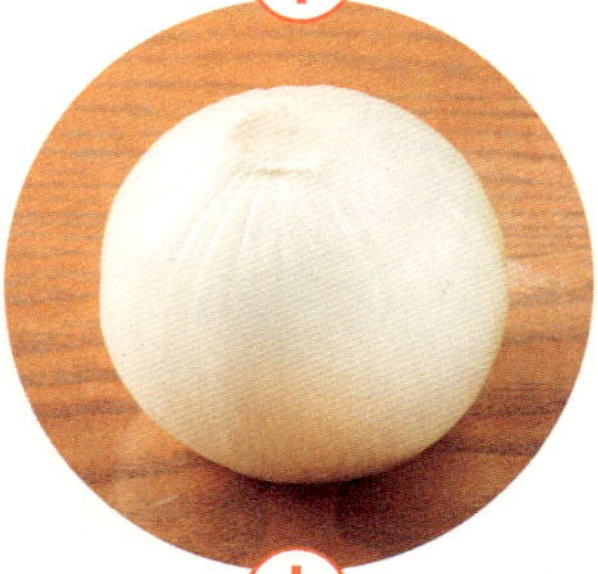

［玉ねぎ］

150g（約1個）

すりおろして150g使います。Mサイズが1個150〜200gです。新玉ねぎを使う場合も同様です。

＋

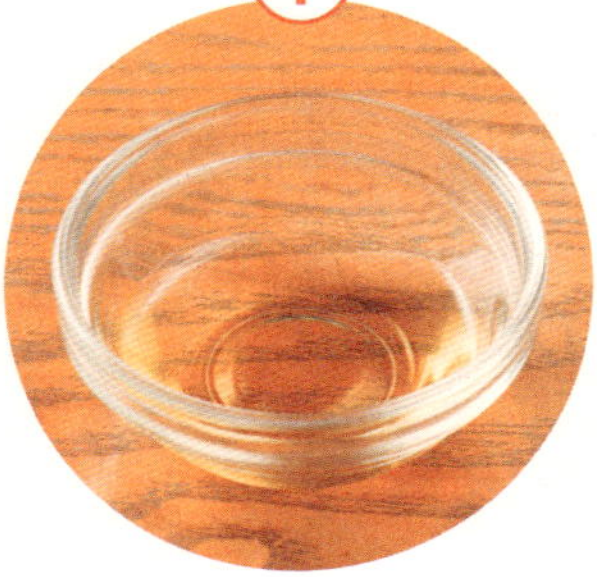

［りんご酢］

大さじ1

りんご果汁から作られた酢。穀物酢に比べ、酸味は控えめでフルーティー。

作り方

① 玉ねぎをすりおろす。

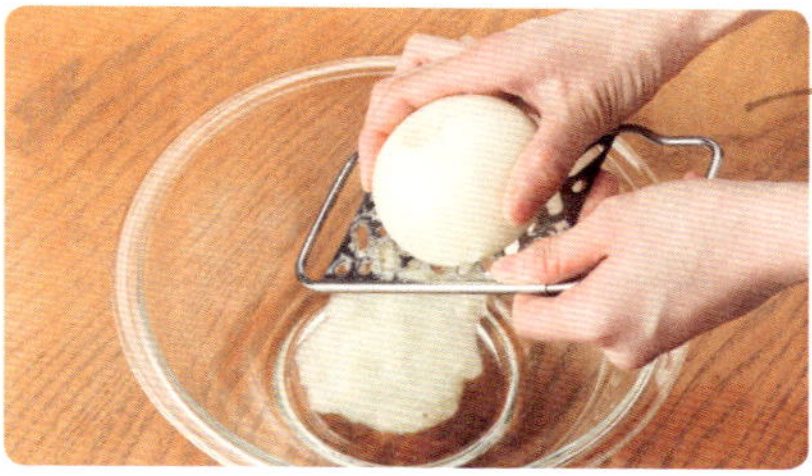

ボウルなどに玉ねぎをすりおろします。バラバラになるのを防ぐため、玉ねぎの根は残したままで。事前に冷蔵庫で冷やし、ゆっくりすりおろすと、目が痛くなるのを抑えられます。

② みそ、りんご酢を混ぜ合わせる。

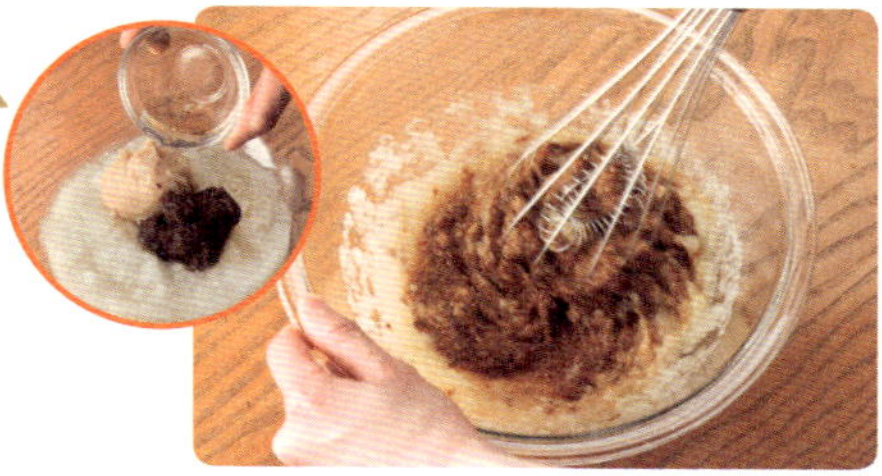

①に赤みそ、白みそ、りんご酢を加え、泡だて器で混ぜ合わせます。みそがかたく、混ざりにくく感じるのは最初だけ。玉ねぎの水分のおかげで、すぐにスムーズに全体が混ざり合います。

③ 製氷器に入れて冷凍庫へ。

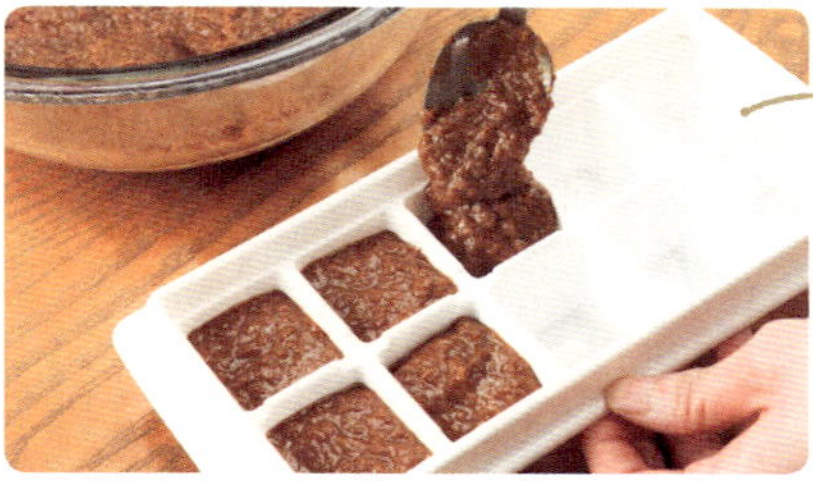

10等分するように、スプーンで製氷器に分け入れ、冷凍庫で凍らせます。

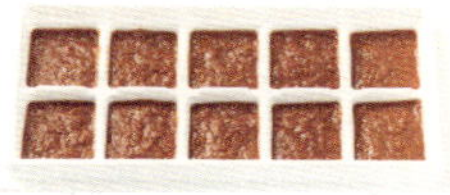

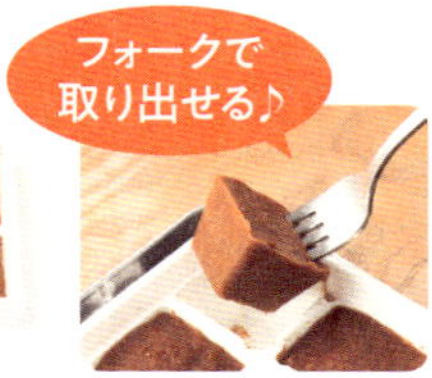

冷凍庫で2～3時間凍らせれば完成。氷のようなカチカチの状態ではなく、かためのシャーベットくらいのかたさになります。調理に使うときは、フォークでさせば簡単に取り出せます。

製氷器のサイズは？

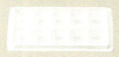

縦約35㎜×横約40㎜×深さ約35㎜、10個分の製氷器を使用。「長生きみそ玉」1個が約30gで、みそ汁1杯分です。12個分の製氷器で作り、1杯あたり2個を使っても。

「長生きみそ玉」1個
＝約30g

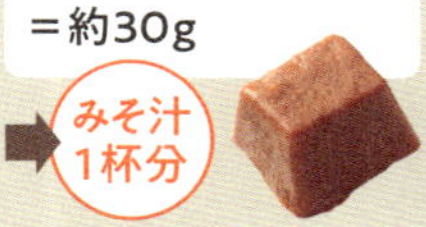

たくさん作りたいときは？

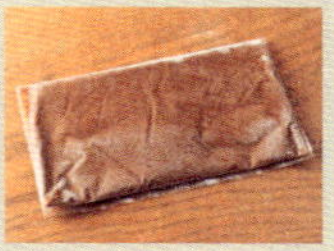

ミキサーで混ぜ合わせた材料を保存袋に入れ、全体を平らにならして冷凍する。

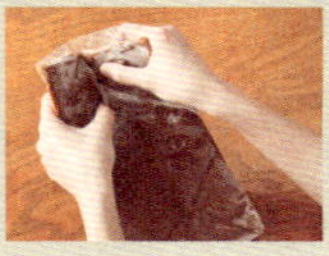

袋の上から手で割り（すぐに割れるかたさです）、約30g×人数分を計量して使用する。

好みの食材でパワーアップ！「長生きみそ汁」の可能性は無限大！

「長生きみそ汁」はとりたい栄養素を含んだ食材を組み合わせてＯＫ。体調に合わせて、どうぞ。しかも「長生きみそ玉」はみそ汁だけではなく、おかずの調味料としても使えます。なお、保存期間は2週間を目安にご使用ください。

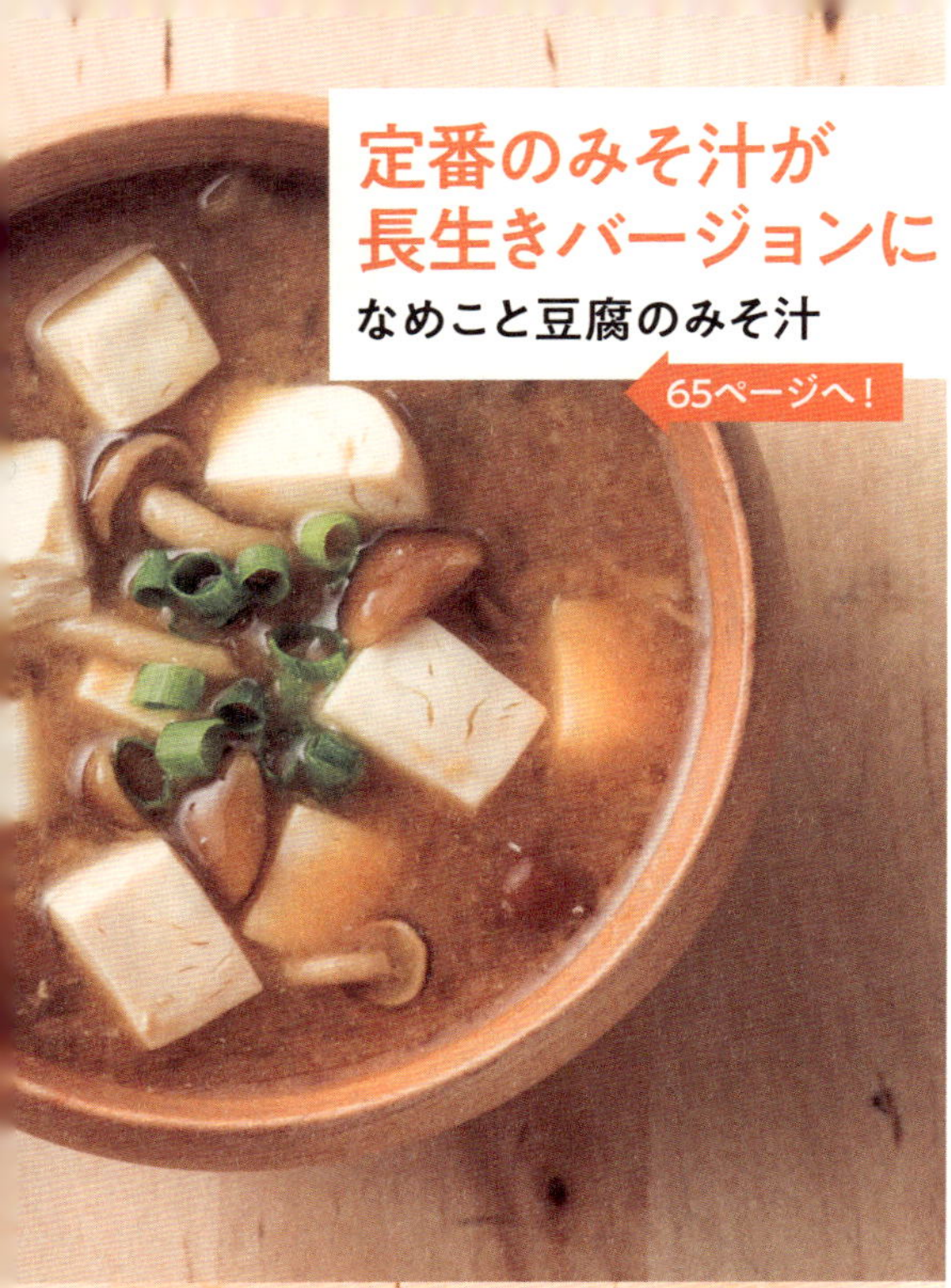

定番のみそ汁が長生きバージョンに！

なめこと豆腐のみそ汁

65ページへ！

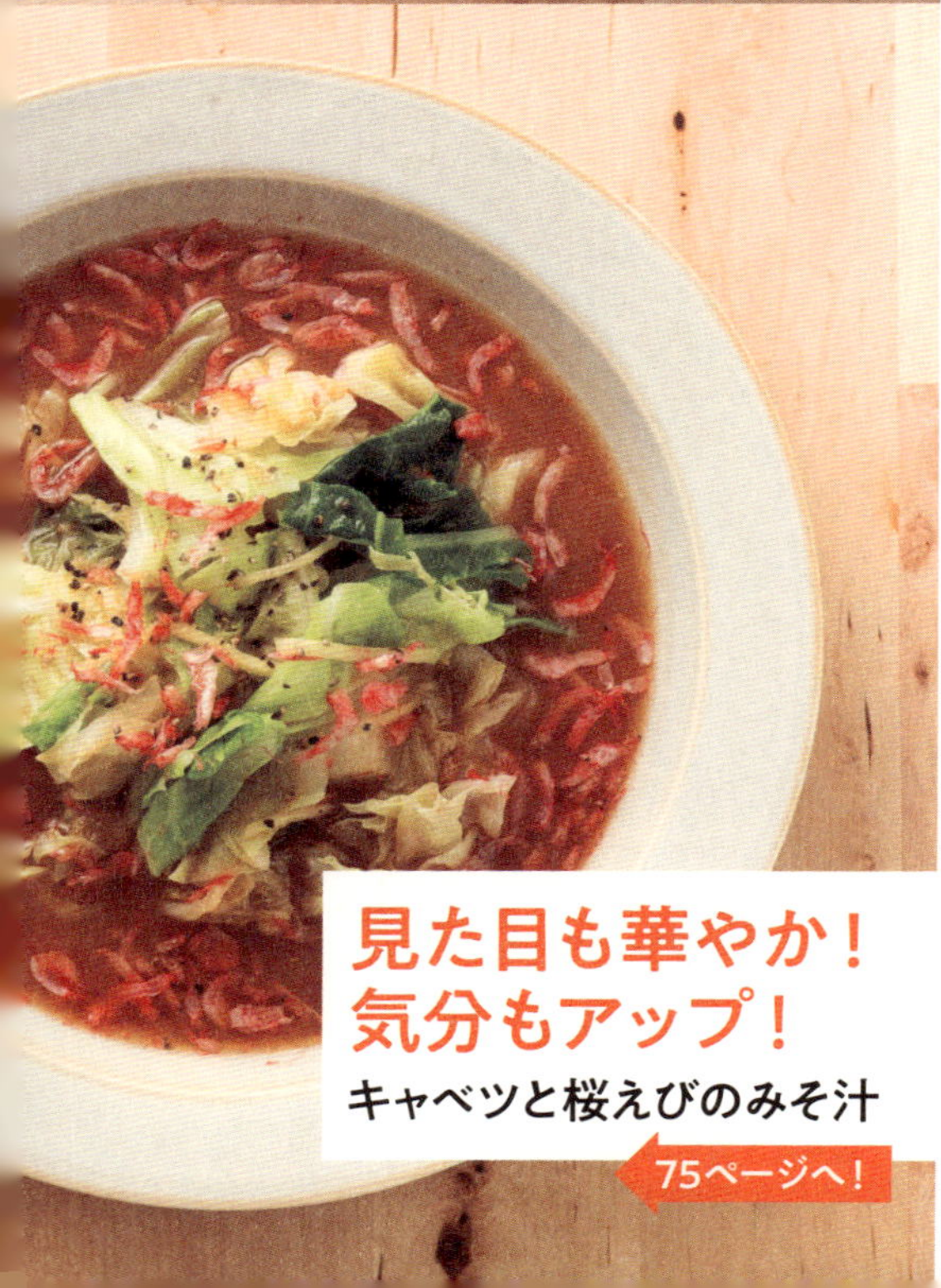

見た目も華やか！気分もアップ！

キャベツと桜えびのみそ汁

75ページへ！

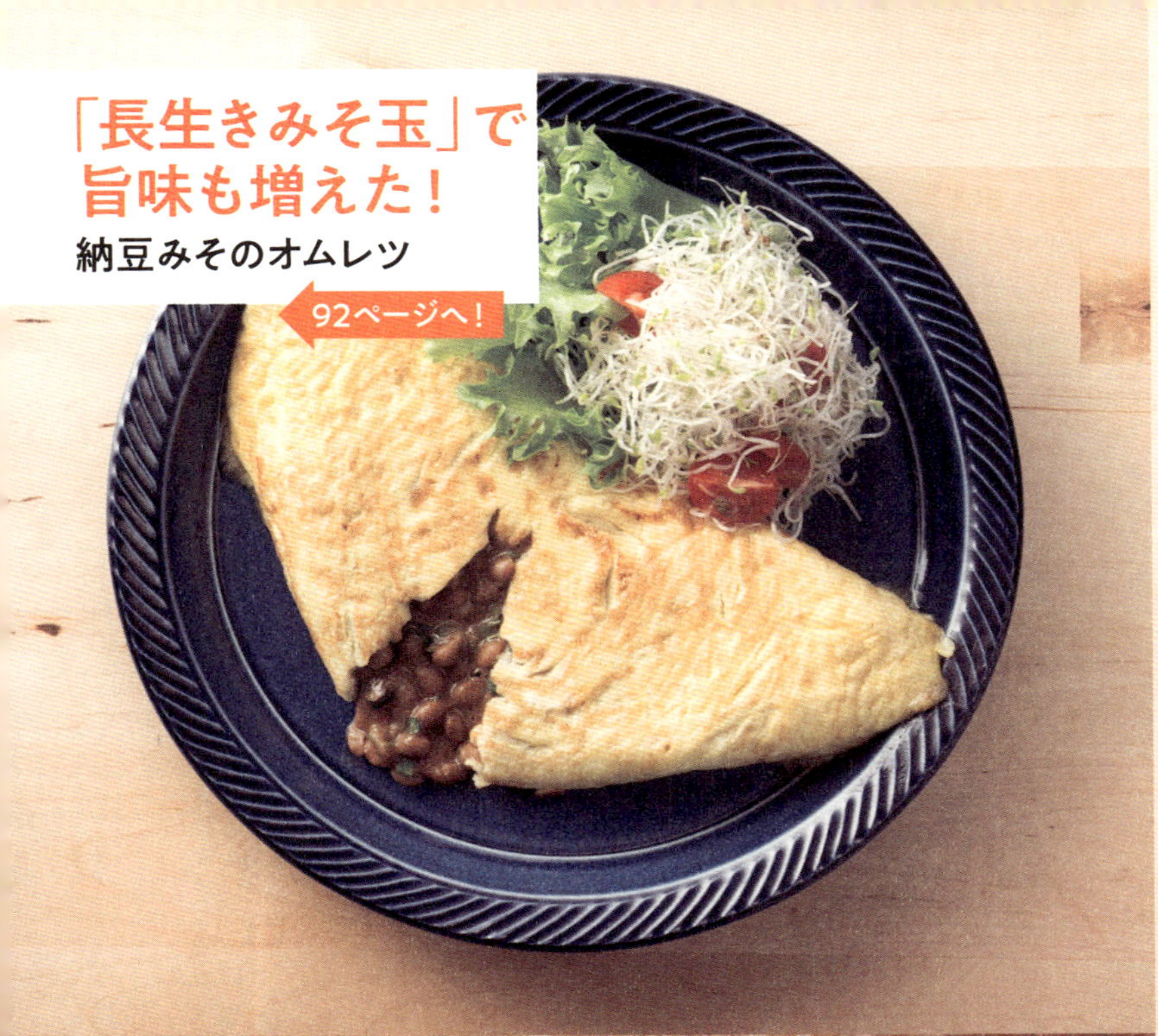

「長生きみそ玉」で
旨味も増えた！

納豆みそのオムレツ

92ページへ！

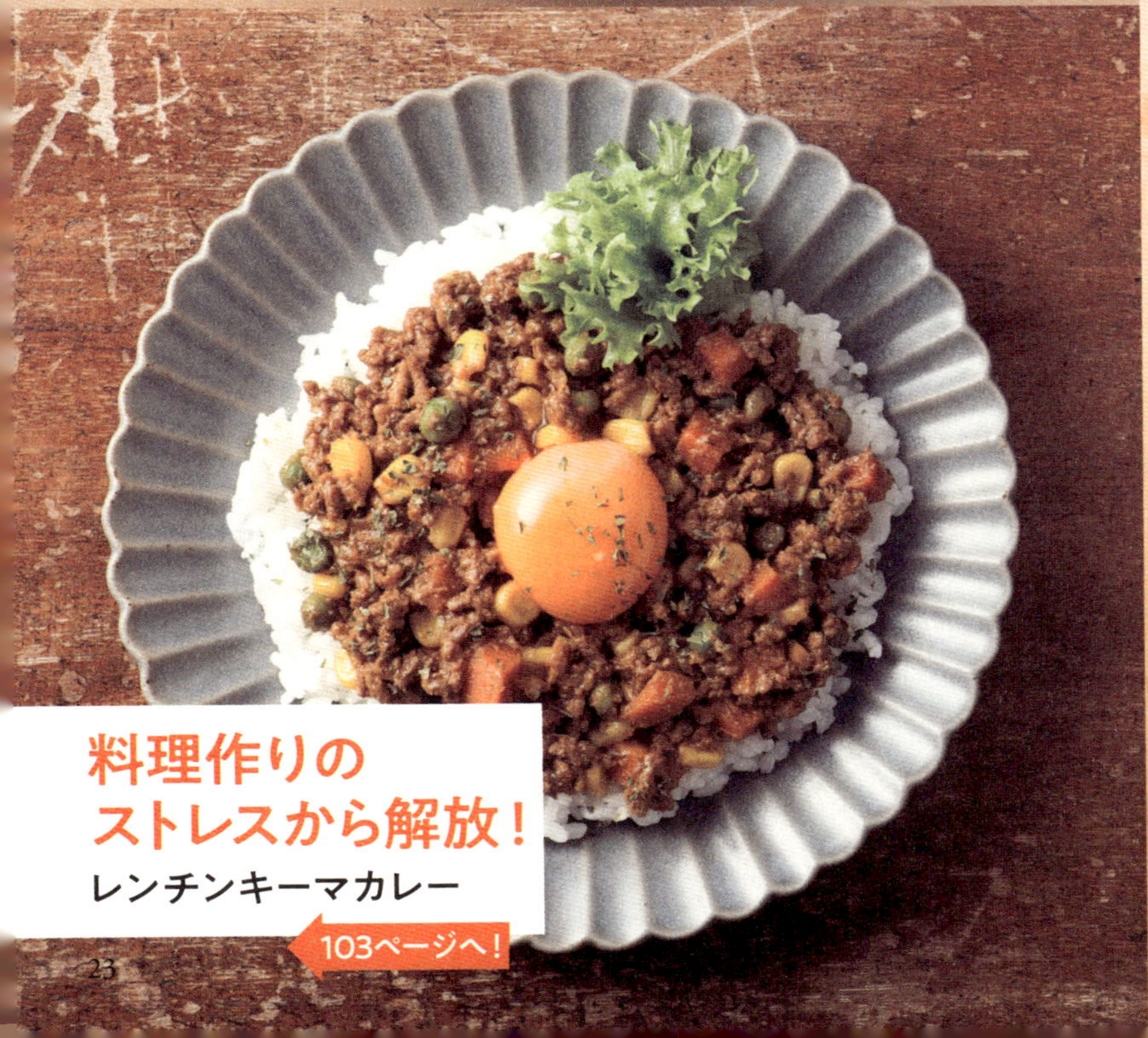

料理作りの
ストレスから解放！

レンチンキーマカレー

103ページへ！

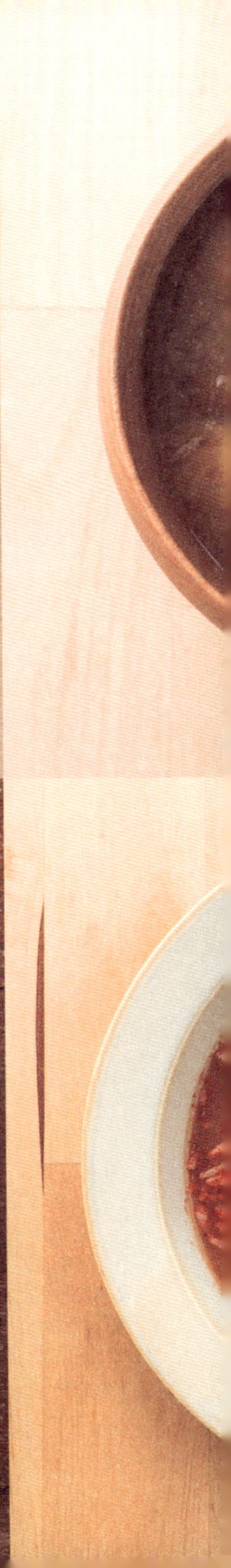

もっと楽しみたいなら、「簡単だし」を入れてもOK！

「長生きみそ汁」はみそ玉の材料自体の旨味《うまみ》が多いので、ほかの材料から出る旨味が加われば、だしがなくても十分。しかし、日本各地で使われているみそが異なるように、だしもまた、皆さんがなれ親しんだ味があるでしょう。物足りなさを感じるなら、水の代わりに簡単に作れるだし汁を使ってもよいです。

1

ほったらかしでだしをとる♪

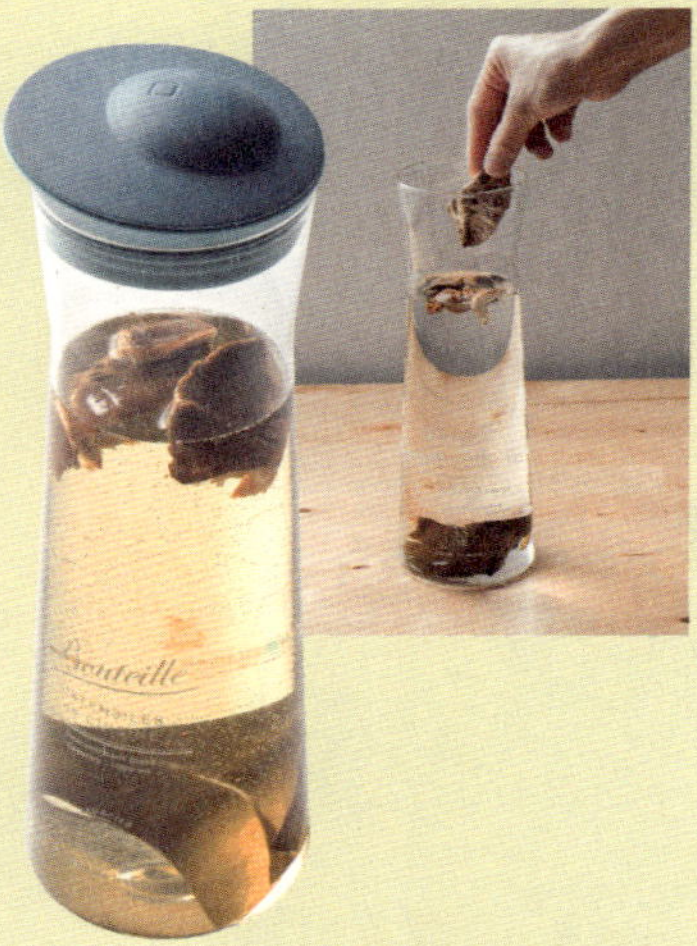

水に材料を入れ、放っておくだけで旨味たっぷりのだしがとれます。煮干しを入れてもおいしいです。冷蔵庫で２〜３日間、保存可能です。

材料（作りやすい分量）

干ししいたけ……１枚
昆布……約４cm×６cm分
水……１L

作り方

1. 昆布は包丁で切り込みを繊維に逆らうように数か所入れる（旨味を出しやすくするため）。
2. ドリンクポットに水を入れ、1を入れる。
3. 干ししいたけを割り入れる。
4. 冷蔵庫に数時間〜半日おく。

2

コーヒーフィルターでかつおだしをとる♪

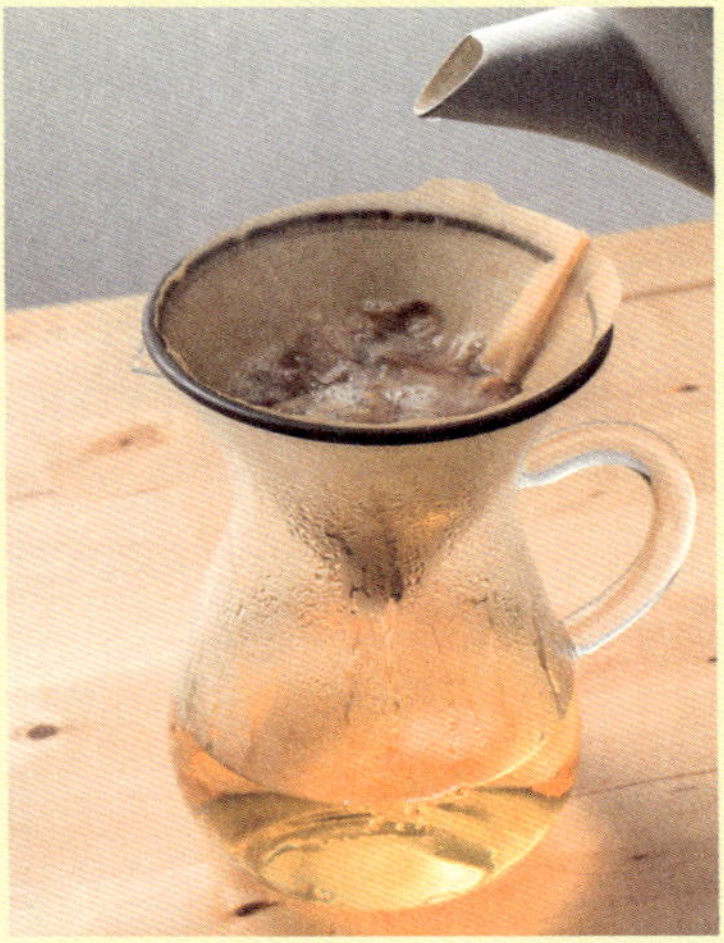

鍋にたっぷりの湯を沸かす必要がなく、だしがらはフィルターごと捨てられます。冷蔵庫で1～2日間、保存可能です。

材料（作りやすい分量）

かつお節……ひとにぎり（約5g）
熱湯……500～600ml

作り方

1. ホルダーにセットしたコーヒーフィルターにかつお節を入れる。
2. 熱湯をゆっくり注ぐ。
3. 粗熱を取って、冷蔵庫へ入れる。

3

レンチンでできる自家製粉末だし♪

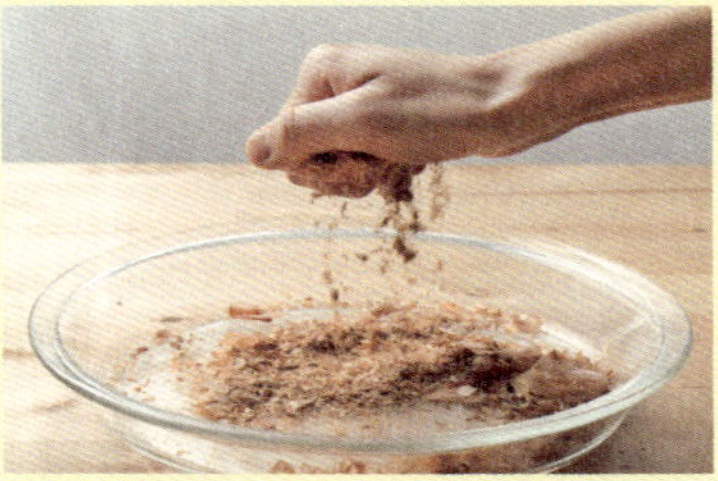

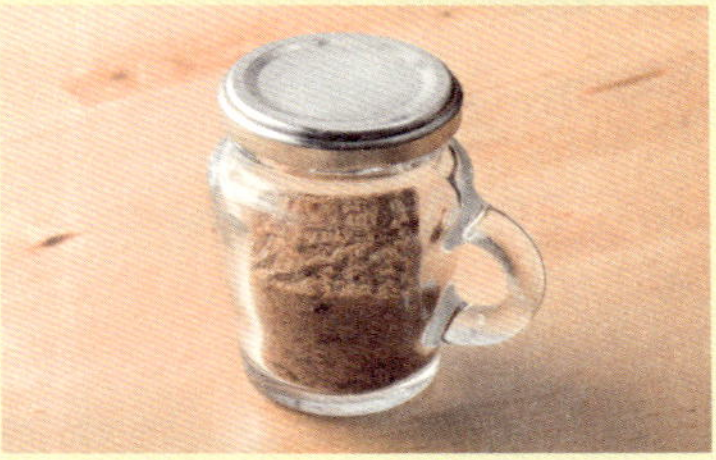

電子レンジで作れる自家製のかつお粉です。器に盛りつけたみそ汁にトッピングして使うのがおすすめ。冷蔵庫で1週間～3週間、保存可能です。

材料（作りやすい分量）

かつお節……ひとにぎり（約5g）

作り方

1. 耐熱皿にかつお節を広げて置き、電子レンジ（600W）で1分～1分30秒加熱する。
2. 水分を飛ばしてパリッとしたら、手でギュッと握って潰し、粉末にする。サラサラとしてきたら完成。
3. 小瓶などに入れて冷蔵庫へ入れる。

〔コラム❶〕

自律神経をコントロールする食べ方4か条

自律神経は交感神経と副交感神経からなります。両者のリズムが乱れると、さまざまな不調につながります。規則正しい生活をすることが、健康への第一歩。「長生きみそ汁」の作り方や食べ方にも気をつけましょう。

① 食事時間を規則正しく！

食物は約６時間で小腸の末端に達するので、**昼食が12時なら、朝食は６時、夕食は18時に食べる**のが理想的。とはいえ、一般的にはやや早いスケジュールなので、可能な範囲で調整します。ただし、胃腸に負担がかからないように、20時ごろまでには夕食を済ませます。やむを得ず遅くなる場合は、量を少なめにするのがいいでしょう。

② ゆっくり楽しく作ろう！

ストレスで自律神経のバランスを乱さないためには、行動に余裕をもって。「長生きみそ汁」は基本的に時短レシピ。浮いた時間で、深呼吸をしてください。とくに**料理作りになれていない人は、使う食材をレシピどおりに切り、調味料を準備してから調理をスタート**。段取りを整理し、落ち着いて作業をすれば失敗が減り、料理が楽しくなります。

③ ゆっくり食べよう！

食べ物をよく噛むと、自律神経が高いレベルで安定します。早食いは脳の満腹中枢を刺激する前に食べ過ぎてしまい、肥満にもつながります。落ち着いて咀《そ》嚼《しゃく》してください。また、唾液の中には消化酵素や免疫物質のほかに、若返りホルモンといわれるパロチンが含まれています。よく噛むことは健康にいいことばかりということを忘れずに。

④ アイテムで気持ちをアゲる！

気分を明るくしたいときや、やる気を出したいときに、**明るい色の服を選ぶのが、自律神経をコントロールする生活術のひとつ**です。同じように、明るい色のエプロンや華やかなランチョンマットなど、普段と違うアイテムが気分を変えてくれます。“ゆっくり”“にっこり”食事をとることにもつながり、「長生きみそ汁」生活を続けられるでしょう。

第2章

不調がみるみる消える

「長生きみそ汁」最強の健康効果

なぜ「長生きみそ汁」を飲むと
健康長寿につながっていくのか？
その秘密を明かします。

日本人「長寿の秘密」が進化 それが長生きみそ汁

「みその医者殺し」という言葉をご存じですか？

もちろんこの言葉は、みその健康効果を表したたとえですが、思わずドキッとしてしまうたとえですよね。

ただ、それほど発酵食品のみそは栄養価も高く、バランスも優れている最高の健康食です。

ではなぜ、みそがそれほどからだによいのか。理由のひとつは原料の大豆にあります。

もともとたんぱく質やビタミン、食物繊維など、豊富な栄養を備えている大豆は、発酵することでアミノ酸を作り出し、さらに栄養価の高い食材に生まれ変わります。

・ビタミンB_1　・ビタミンB_2　・ビタミンB_6　・ビタミンB_{12}

・ナイアシン　・葉酸　・パントテン酸　・ナトリウム　・カリウム
・カルシウム　・マグネシウム　・鉄　・亜鉛《あえん》　・食物繊維

結果的にみそには、代表的なものだけでも、これだけたくさんの健康成分が含まれるのです。

そんな栄養たっぷりのみそを、私たちはとくにみそ汁で飲んできました。

本書が提案する**「長生きみそ汁」は、みそ汁の健康効果を、さらに高めています。**

白みそには、ストレスを軽減してくれるGABAがたっぷり。

赤みそは、メラノイジンという抗酸化作用のある成分が豊富。

玉ねぎは、解毒効果たっぷりのケルセチンが豊富。

そしてりんご酢は、余分な塩分を排出するカリウムが豊富。

「長生きみそ汁」は贅沢にも、このすごい健康成分が含まれた4つの素材をかけあわせました。それぞれの素材が、お互いの弱点を補強しあい、いつものみそ汁ではとれていない可能性のある成分も、素に入っているので、もらさずとれて安心できます。

そこにプラスして、**野菜を加えていけばいくほど、効果が何倍にも高まっていきます。**

たった1杯で、本当にたくさんの栄養を、一気にとれてしまう「長生きみそ汁」。

まさに最高、最強といえる健康食です。

長生きへの近道は自律神経を整えることにある

自律神経とは、腸などの消化器官をコントロールする神経です。

私は長年、この自律神経のバランスの乱れが、からだに与える影響を研究してきました。

自律神経は交感神経と副交感神経のふたつに分かれます。このバランスが崩れると、からだの免疫力が低下していきます。

たとえば、めまいや頭痛にはじまり、慢性的な便秘に悩まされたり、風邪や肺炎などの感染症にかかりやすくなります。さらに、高血圧、心筋梗塞、脳梗塞、ガンのリスクも高まります。恐ろしい病気につながってしまうのです。

そんな大切な自律神経を、どうやって整えればいいのでしょうか。

私のおすすめする方法が、「長生きみそ汁」を毎日１杯、飲むことです。

「長生きみそ汁」には、自律神経のバランスが崩れる理由のひとつ、ストレスを軽減してくれる健康成分がたくさん入っています。

たとえばＧＡＢＡ。ストレスを緩和してくれる成分で、チョコレートや赤ワインにも含まれていることで、話題になった健康成分です。でも、チョコレートだと糖分が気になるし、赤ワインを毎日飲むのは、経済的にもやさしくないですよね。

「長生きみそ汁」で使う白みそには、ＧＡＢＡが含まれています。**糖分を気にする必要もなく、お酒が苦手な人でも大丈夫な白みそは、ＧＡＢＡをとるのに理想的**です。

さらに、りんご酢に含まれるグルコン酸は、腸内に棲《す》む善玉菌が大好きなエサ。善玉菌が増えれば、腸の動きも血流もよくなって、ぜんどう運動が活発になります。からだに悪さをする活性酸素の発生を抑えられるようになるので、ストレスに強いからだに生まれ変わります。

このように「長生きみそ汁」を毎日飲むことで、心とからだのバランスを正しく保ち、健康長寿につなげることができるのです。

「乳酸菌」と「オリゴ糖」ダブルの力で腸がキレイに！

最近話題の腸内フローラ。このバランスを整えたければ、「長生きみそ汁」を飲むことが最適です。

その理由をお話しする前に、腸内フローラについて少し説明をしましょう。

私たちの腸の中には、およそ１００兆個もの細菌が棲んでいます。そのうちの２割が善玉菌、１割が悪玉菌だとされています。残りの7割はそのどちらでもない日和見菌です。こうした腸内細菌のバランスをお花畑になぞらえ、「腸内フローラ」と呼びます。

私は、自律神経のコントロールに、腸がとても大切な役割を果たしていることに気づきました。なぜなら、腸は外からとった栄養を吸収する役割をもつ臓器だからです。その重要度は**「腸は第二の脳」**といっても過言ではないほどです。だから、有害な物質が腸の中に広がり、腸内環境が悪化すると、自律神経のバランスも崩れます。間違いなく生活習慣病や老化につながります。

そうならないために、悪玉菌の増加を抑え、善玉菌をできる限り増やす必要があります。

「長生きみそ汁」には、善玉菌の代表格、乳酸菌が多く含まれています。とくに白みそは豊富です。**スプーン１杯分の白みそには、ヨーグルト１００ｇと同じ量の乳酸菌が含まれている**といわれています。

さらに、**玉ねぎに含まれるオリゴ糖は、善玉菌のエサになり、腸内で乳酸菌を増殖させる効果もある**のです。

「長生きみそ汁」は、腸内フローラを理想的なバランスに整えてくれる、ふたつの健康成分がたった１杯で、いっぺんにとれます。

もう、**足りない乳酸菌をサプリでとる必要が、なくなる**かもしれません。

毎日１杯、「長生きみそ汁」を飲んで、腸内フローラの理想的なバランスを保っていきましょう。そうすれば、生活習慣病を遠ざけ、老化も抑制していけるはずです。

「長生きみそ汁ファースト」で血糖値の急上昇を抑える

「ベジファースト」という言葉をご存じでしょうか。

血糖値の急激な上昇を抑える方法として、最近注目を集めている食事術です。

ごく簡単にいうと、食べはじめは野菜から、ということなのですが、私がおすすめしたいのは「食べはじめは『長生きみそ汁』から」という、**「長生きみそ汁ファースト」の食事術**です。

野菜はサラダでとるのが一番効率的だといわれています。しかし、生野菜の場合、カサが多くなってしまって、たくさん食べたくても限界がありますよね。

その点「長生きみそ汁」は、汁にすることでカサも減り、素材から溶け出しやすい健康成分も、余すことなく吸収できます。

また、**「長生きみそ汁」は、血糖値スパイクへの対抗策として、とても有効**です。

血糖値スパイクは、食後急激に血糖値が上がる現象ですが、放っておくと血管を傷つけ、脳卒中や心筋梗塞につながります。

これを防ぐために重要になってくるのが、食物繊維をとる順番と量。

まず食物繊維が豊富な「長生きみそ汁」から食べ、糖質を多く含んだ料理を最後にすることで、血糖値の急上昇を防ぎます。食物繊維は厚生労働省発表の摂取基準によると、一日に成人男性だと20g以上、成人女性は18g以上とされています。レタスで摂取しようとすると、約4～6玉もの量を食べなければいけません。

「長生きみそ汁」は、野菜を入れるほどパワーアップしていく料理です。だからこそ、多くの食物繊維を摂取しやすい「長生きみそ汁」は、血糖値スパイクの対抗策として有効といえます。

さらに、基本素材の赤みそに豊富に含まれる**メラノイジン**は、発酵すると作り出される成分で、**糖の吸収スピードを抑え、血糖値の上昇を緩やかにします**。溶け出した野菜の健康成分も豊富な食物繊維も、そして血糖値の急上昇を抑えてくれるメラノイジンもとれてしまう「長生きみそ汁」を、ぜひ食べはじめに飲むようにしてください。

そうすれば糖尿病や脳梗塞の予防につながり、健康長寿への道が開けてくるはずです。

みその塩分では血圧は上昇しない

たくさんの健康成分が含まれたみそ。ですが、ある理由から、とくに血圧が高い方に敬遠されてきました。

それは、**塩分**です。

みそがいくらからだによくても、高血圧の予防に大敵の塩分が含まれている限り、そのマイナスイメージは覆ることはありません。

ですが2017年、広島大学の研究グループがみその塩分について、これまでの常識を覆す、画期的な発表をしました。

それは、**食卓塩と同量の塩分をみそから摂取しても、みそを口にした場合は、血圧**

は上昇しないというものでした。

具体的に、みその中のどの成分に降血圧作用が秘められているのかは、まだ特定されていません。ですが、唯一の弱点といっていいみその塩分が、血圧の上昇とは無縁だったら、みそを敬遠する必要はありません。

それでもみその塩分が気になる方もいると思います。ですが「長生きみそ汁」は、**余分な塩分を出す働きをする、カリウムを豊富に含んだりんご酢**も使用します。お酢は飲み過ぎに気をつける必要がありますが、決められた量で作る「長生きみそ玉」を使えば、飲み過ぎも防いでくれます。

また、「長生きみそ汁」の中でも、89ページで紹介している「さば缶とたけのこのみそ汁」はとくにおすすめです。血圧を下げる効果のあるＤＨＡとＥＰＡを豊富に含んださばを使った１杯は、高血圧の予防に最適といえます。

みその塩分を気にする必要がなくなり、さらに排出効果までプラスしている「長生きみそ汁」は、血圧が気になる人にとっても待ち望んでいた１杯となるでしょう。

「玉ねぎの魔法の成分」が血液サラサラ効果を生み出す

玉ねぎは、血液をサラサラにしてくれる最強の食材です。

玉ねぎには、ケルセチンという成分が含まれていて、これがとても強力です。

ケルセチンは血管の老化を早める活性酸素を取り除き、血管をしなやかに、弾力のある強い内壁を保ってくれます。

ケルセチンの含有量で比較してみると、玉ねぎは野菜の中でも断トツのトップ。

玉ねぎを毎日食べる人は、実年齢より血管年齢が10歳以上若いことも確かめられています。

さらに玉ねぎにはアリシンという、血栓《けっせん》が作られることを防ぐ効果のある成分も含まれています。細かく刻めば刻むほど発生する成分です。

「長生きみそ汁」では、この**すごい玉ねぎの健康効果を逃さないために、すりおろしてから氷漬けにして閉じ込めました**。溶け出そうとする玉ねぎの成分も抑え込み、食べるときには健康成分を余すことなく、飲んでからだにとり込めます。

玉ねぎだけではありません。りんご酢にも優れた血液サラサラ効果があります。りんご酢には豊富なアミノ酸が含まれています。このアミノ酸が善玉コレステロールを増やし、ドロドロ血液の原因である悪玉コレステロールを減らしてくれます。

血管を強くしてくれるケルセチンと、血栓予防に効果的なアリシンが豊富な玉ねぎ。そして悪玉コレステロールを減らすアミノ酸が含まれたりんご酢。

このダブル効果だけでもすごいですが、さらに赤みそと白みそ、それぞれに含まれるビタミンＥは、血流を改善してくれる効果が期待できます。

血液サラサラ成分を、１杯でとれてしまう「長生きみそ汁」。

血流が改善されることで代謝や免疫力が高まり、心筋梗塞や脳血栓などの血管病の予防にも効果的です。

中性脂肪とコレステロールは「りんご酢パワー」で下げられる

中性脂肪とコレステロールが気になっている人にも、「長生きみそ汁」はおすすめです。

なぜなら「長生きみそ汁」は、中性脂肪値やコレステロール値の低下に効果のある成分が、たっぷり入っているからです。

とくにりんご酢の健康成分は効果抜群です。

食品メーカーのミツカンが、酢の健康効果を調べる臨床《りんしょう》試験を行いました。その臨床試験で、りんご酢を一日15～30ml、12週間飲ませたグループにおいて、**血液中の中性脂肪が低下した**ことが明らかになりました。さらに、皮下脂肪や内臓脂肪も減り、肥満が改善されたそうです。

この結果を生み出したのが、酢酸《さくさん》という成分。酢酸は体内で化学変化を起こし、クエン酸になります。このクエン酸が中性脂肪を燃やす効果を発揮していたのです。

そして、酢といっしょにとると、より効果が高まるといわれているのがたんぱく質。「長生きみそ汁」は、たんぱく質が豊富な大豆由来の赤みそと白みそを使うので、**相性抜群の組み合わせ**といえます。

また、みそにはサポニンと呼ばれる成分も含まれています。このサポニンは、悪玉コレステロールが血管内にたまるのを抑え、血管のサビを防いでくれます。

さらに玉ねぎに含まれる、ケルセチンとアリシン、ふたつの成分が悪玉コレステロールを取り除いてくれます。

「長生きみそ汁」は、りんご酢がもつパワーを、みその成分がさらに引き上げ、そして玉ねぎの成分が悪玉コレステロールの増加を防いでくれる。中性脂肪値とコレステロール値を下げる、理想的な料理といえるでしょう。

「リンゴポリフェノールの力」が活性酸素を退ける

数ある酢の中でも、なぜ「長生きみそ汁」はりんご酢を使うのか。

それは**りんご酢に含まれているリンゴポリフェノールが、高い抗酸化力をもっている**からです。

健康に役立つ成分として注目を集めているポリフェノール。なかでもリンゴポリフェノールの抗酸化力は強力です。その力は**セサミンの約17倍**にもなると確認されています。

そんな強力な抗酸化力をもつリンゴポリフェノールは、りんごを原料にしているりんご酢にしか含まれていません。

リンゴポリフェノールと並んで強い抗酸化力をもつ成分として、ファイトケミカルがあります。植物が外敵から身を護るために作り出す物質のことで、その種類は1万種以上にのぼるといわれています。

なかでも代表的な成分は、玉ねぎのケルセチン、そしてみそに含まれる大豆イソフラボンです。

「長生きみそ汁」は、リンゴポリフェノールとファイトケミカル、ふたつの強い抗酸化力のある素材をベースにしています。

そこに野菜を追加すれば、さらに抗酸化力は高まります。

おすすめは69ページで紹介している「まるごとトマトのみそ汁」。

トマトに含まれるリコピンは、β-カロテンの２倍、ビタミンEの１００倍以上の抗酸化力をもっていることがわかっています。

また、トマトは生で食べるよりも熱を加えたほうが、リコピンの吸収率が高まります。

まさに「長生きみそ汁」に追加する具材としてうってつけです。

「しつこい疲労」には長生きみそ汁が効く！

私は30歳からの約5年間、イギリスの大学病院に留学し、医師として研鑽《けんさん》を積んできました。

帰国後、学んだ知識や技術を生かして仕事に励もうとはりきっていました。思い返せば、そのときから教授になるまでの10年間は、私の人生にとってもっとも厳しい時期となってしまいました。

とくに人間関係のストレスには悩まされました。さらに毎日朝から晩まで仕事漬けの生活を送っていたので、まさに**心身ともに疲労困憊**でした。

その経験が自律神経の研究へとつながるのですが、そのとき私がすでに「長生きみそ汁」を考案していたら、もっと早く悪い流れを断ち切れたかもしれません。

そう思ってしまうほど、「長生きみそ汁」には、心身の疲労をやわらげてくれる成分が、たくさん入っています。

白みそにはストレスを軽減してくれるＧＡＢＡが豊富。赤みそはアルギニンという成分が豊富に含まれています。アルギニンは疲労回復や免疫力を高める健康効果があるといわれ、からだのメンテナンスに欠かせない成分です。

また、**赤みそと白みその中に含まれるビタミンB_{12}は、神経の疲労回復を促す効果がある**ことで知られ、精神的なリフレッシュにつながります。

りんご酢に含まれているクエン酸は、疲労の原因である乳酸の生成を抑える働きが、玉ねぎには疲労回復効果のあるビタミンB_1の吸収を助けてくれる硫化アリルが豊富です。

まさに疲労回復に効果抜群の「長生きみそ汁」。さらに「長生きみそ玉」で調理時間も短くて済むので、心身に余計な負担がかかりません。

疲れ切って料理をする気力もない、という方にとっても、「長生きみそ汁」は心強い味方となってくれるはずです。

ガン細胞は長生きみそ汁が大嫌い

この20年間で死亡者数が1・5倍にまで増加している大腸ガン。とくに女性の罹患《りかん》数は乳ガンについで2位、死亡者数は1位になっています。

だからといって、不安にかられないでください。

実は大腸ガンは、ガンの中では適切に治療すれば治りやすく、早期発見であれば、5年生存率は9割を超えるといわれています。

ですが、まずは大腸ガンにかかるリスクを、できるだけ下げておくことが大事です。

そのためにぜひ「長生きみそ汁」を活用してください。

大腸ガンリスクを下げるためには、腸内フローラを整えることが第一。

「長生きみそ汁」には、善玉菌を増やし、腸内フローラのバランスを理想的に保ってくれる健康成分がたくさん入っています。

赤みそと白みその両方に含まれている乳酸菌。

りんご酢や玉ねぎに含まれるオリゴ糖。

そして悪玉菌の量を減らしてくれる、みそや玉ねぎに含まれる食物繊維。

「長生きみそ汁」は、悪玉菌が増えるのを防ぎ、善玉菌を増やし、腸内フローラのバランスを整えてくれる健康成分を、一気にとれてしまいます。


大腸ガンだけではありません。

国立がん研究センターの調査によると、**みそ汁を頻繁にとる中高年の女性は、乳ガンの発症率が低減する**ことがわかりました。

さらに閉経後の方たちに限ると、みそに含まれている大豆由来のイソフラボンをたくさん食べれば食べるほど、乳ガンになりにくいという調査結果も発表されています。

腸内フローラを整える健康成分がたっぷりで、抗酸化力も強力な「長生きみそ汁」は、**ガンにとってまさに天敵と呼べる料理**でしょう。

女性の大敵「便秘」も長生きみそ汁でさようなら

私は、現在勤めている大学病院で、**日本ではじめて「便秘外来」という専門外来を開きました**。

腸のトラブルに悩んでいる患者さんは非常に多く、初診の予約が数年待ちの状況が続いているほどです。とくに近年は女性だけでなく、便秘で悩んでいる男性の方も少なくありません。

重い便秘症や過敏性腸症候群などは、医師の診察が必要になりますが、そうでなければ、一日1杯の「長生きみそ汁」で、腸にやさしい生活をはじめてみてください。

便秘解消のポイントとして、腸のぜんどう運動の活性化があげられます。ぜんどう運動が活発になるとスムーズな排便につながりますが、ひとたび動きが弱くなると腸内の流れが止まり、悪玉菌が増えはじめます。

その動きを活発にしてくれる成分がりんご酢の酢酸です。

さらに**「長生きみそ汁」には、腸内環境を整えてくれる善玉菌の大好物、食物繊維・発酵食品・オリゴ糖がすべて入っています**。

腸内環境が改善されれば、日々感じていた不調も薄らいでいきます。心も軽くなり、笑顔で過ごす日も増えていくでしょう。

私も症状が改善して、笑顔になった患者さんを見ると、自然とうれしくなります。まさに医者冥利《みょうり》に尽きるとはこのときのことをいうのでしょう。

もし「長生きみそ汁」を飲むことになれてきたら、１１２ページから紹介している、「長生きみそ汁」の習慣化にチャレンジしてみてください。とくにストレッチは、からだの外側から腸に働きかけるので、からだの内側から働きかける「長生きみそ汁」との相乗効果で、よりいっそう腸内環境も整っていくでしょう。

無理なく続けられるようになったら、さらに腸内環境が整い、不調がみるみる消えていくはずです。

玉ねぎの血液サラサラ効果は冷え性の改善に効果大

玉ねぎに含まれる血液サラサラ効果は、冷え性の改善にも大きな力を発揮します。

冷え性は、血行が悪くなってしまい、代謝が落ちることで起こります。

最近は**エアコン**のおかげで夏場でも涼しく過ごせますが、**冷え過ぎ**が原因で汗をかきにくくなって、老廃物がからだの中にたまり、**体温をうまくコントロールできなくなっている**のも原因のひとつです。

「長生きみそ汁」の玉ねぎに含まれる成分は代謝をよくし、血流をスムーズにしてくれるので、血液がからだのすみずみまでいきわたります。

また腸のぜんどう運動不全の解消も、冷え性の改善に効果的です。ぜんどう運動が活発になれば自律神経もコントロールでき、基礎代謝が上がります。
りんご酢に含まれる酢酸や、みその乳酸菌、オリゴ糖を「長生きみそ汁」で効率的にとり入れていきましょう。

冷え性は**放っておくと免疫力が低下し、気管支炎や婦人病、神経痛、アレルギー性鼻炎などの発症につながる**おそれがあります。

基礎代謝を上げ、血流をスムーズにしてくれる「長生きみそ汁」を飲み続けることで、症状は改善していくはずです。

単純に、温かいものを摂取することが一番の解決策になる場合もあるので、食欲旺《おう》盛《せい》なときは夏場でも温かい「長生きみそ汁」を飲んで体温調節をしていくことは、とても大切なことです。

「ジェットコースター血糖」は酢酸で食い止める

日本全国で１５００万人もの方たちが悩まされているといわれる睡眠障害。その理由のひとつに、ジェットコースター血糖と呼ばれる症状があります。

ジェットコースター血糖とは、睡眠中に血糖値が急激に上がったり下がったりする症状のことです。頻発《ひんぱつ》すると脳卒中や心筋梗塞を引き起こし、最悪命を落とす可能性もあります。

この症状を抑えてくれるのが、りんご酢に含まれる酢酸です。**酢酸は血糖値の急激な上昇を抑えてくれる**働きをしてくれます。

寝る前にとるのが効果的なので、夕食時に「長生きみそ玉」を使ったおかずから摂取するのもいいかもしれません。

また、睡眠の質を上げるには、ジェットコースター血糖の予防・改善だけでは十分ではありません。

ここで注目したいのが、大豆に多く含まれるトリプトファンという成分。深い眠りを維持するために必要なメラトニンを作り出す成分ですが、自分では作り出せない必須アミノ酸のひとつ。ただやっかいなのが、トリプトファンからメラトニンが生成されるまでには長い時間を要するため、**毎朝の食事で摂取し続けるのが理想**とされています。

「長生きみそ汁」は、追加する具材によって味が幾《いく》通りにも変化する料理。毎朝違う具材を入れても、りんご酢の酢酸パワーと、赤みそと白みそのトリプトファンの力は「長生きみそ汁」の素に入っている健康成分なので、よい効果はそのまま、飽きずに毎日飲み続けることができます。

翌日に疲れを残さない快眠を得るためには、毎日「長生きみそ汁」や「長生きみそ玉」を使った料理を食べ続けることが重要です。

更年期障害の予防には「大豆イソフラボン」

自律神経のバランスが崩れる原因は、ホルモンバランスの乱れが大きく影響しています。ホルモンバランスが乱れると精神状態が不安定になり、さまざまな不調をきたすため、早めの対応をしていくことが大切です。

そこで、「長生きみそ汁」の出番です。

みその原料の大豆には、**大豆イソフラボン**が豊富に含まれています。

これは女性ホルモンによく似た働きをもつ成分です。そのため歳を重ねるにしたがって低下していく**女性ホルモンを補ってくれ、ホルモンバランスが整います**。

ホルモンバランスが整えば、イライラやめまい、慢性的な眠気、無気力など、更年期障害の予防・改善につながっていきます。

また、「長生きみそ汁」に含まれる白みそのＧＡＢＡ、赤みそのメラノイジン、玉ねぎのケルセチン、りんご酢のリンゴポリフェノールは、自律神経のバランスを整えるのに非常に効果的です。

自律神経のバランスが整えば、多少のストレスを感じてもホルモンバランスが崩れることなく、生理不順やひどい生理痛なども次第にやわらいでいくでしょう。

ホルモンバランスはダイエットや食生活の乱れ、ストレス、睡眠不足などによって崩れていきます。

「長生きみそ汁」でからだと心の調子を整え、なるべく心に余裕のある、自律神経にやさしい生活を送っていくことが長生きへの近道です。

実際に
飲み続けると
どうなるの?

体験者ほぼ全員の肉体的疲労度が低下する結果に!

小林弘幸先生と順天堂大学漢方医学先端臨床センターの山口琢児氏の指導のもと、「長生きみそ汁」を2週間飲んでもらい、その前後の自律神経の状態と、酸化ストレス度、抗酸化力の測定を行いました。

分析結果の見方は下記のとおりです。

「長生きみそ汁」を飲むと、個人差はありますが、肉体的疲労度の低下と、自律神経のバランスがとれつつあることが確認されました。

また、酸化ストレス度の低下と抗酸化力が上昇するケースも確認されました。

分析結果の見方

[肉体的疲労度]

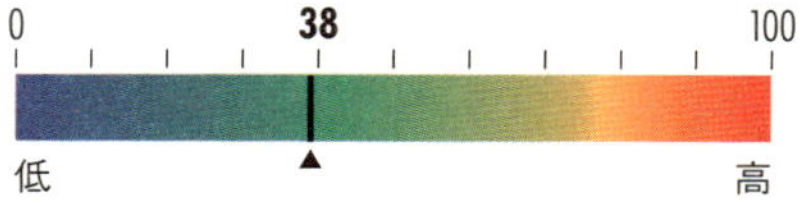

点数が高いほど、疲れが溜まっている状態です。

[自律神経のバランス]

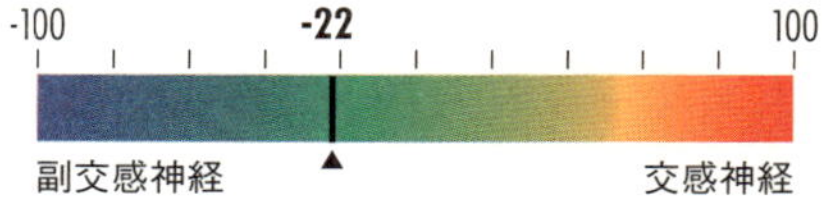

数字が0のとき、もっともバランスがとれている状態です。

[酸化ストレス度]

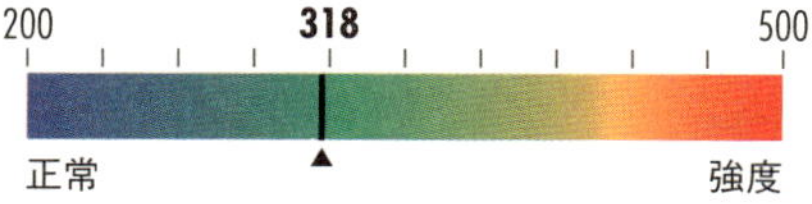

数字が低いほど、活性酸素の量が適度な状態です。

[抗酸化力]

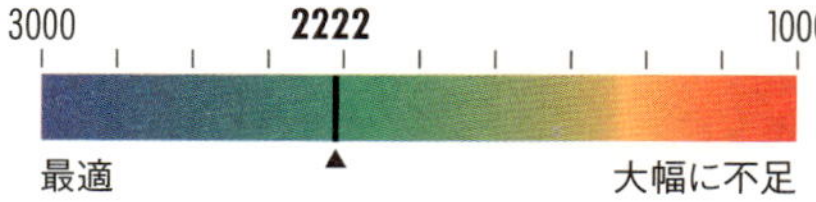

数値が高いほど、からだ体を守る力が強い状態です。

01 大木志津恵さん（64歳）

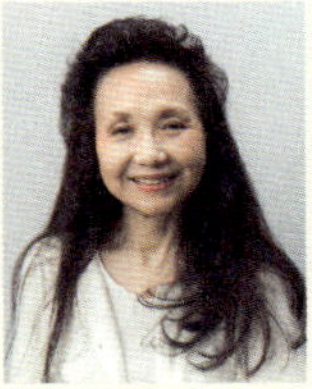

健康オタクなので、自分でいろいろと試すのが好きなんですが、この長生きみそ汁は簡単に作れて、しかもおいしい。とても気に入りました。これからも続けていきたいです。

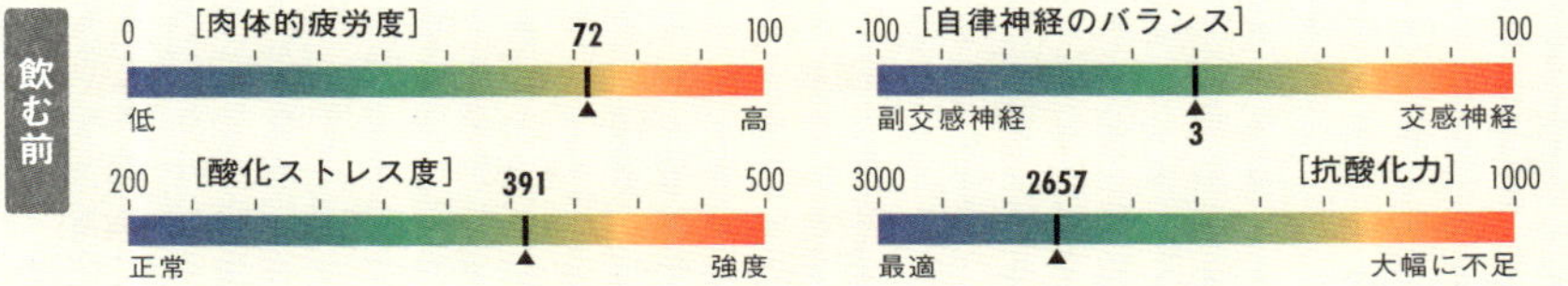

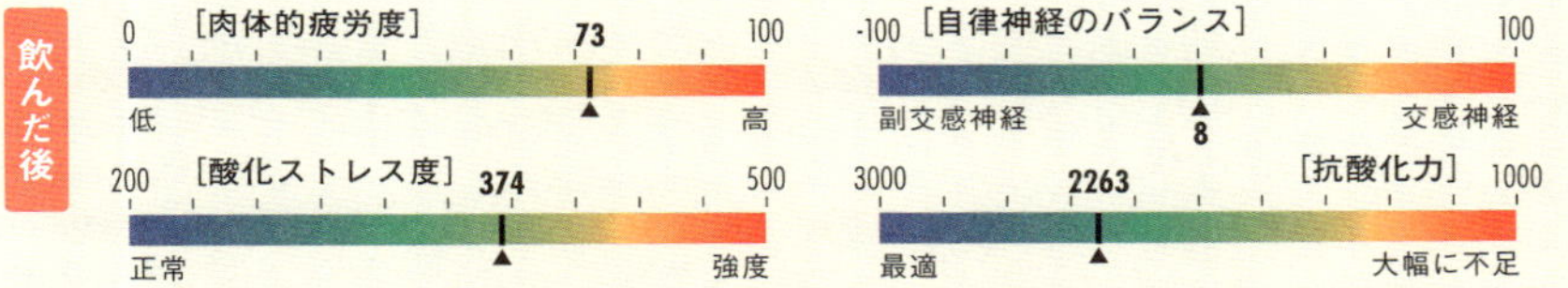

おいしかったですし、とても気に入りました

02 山本陽子さん（39歳）

最近出張が多くて、からだにだるさを感じるなど、疲れていました。酸化ストレス度が下がってびっくり！ もっとよくなる実感があったので、このまま続けて、体調を戻していきたいです。

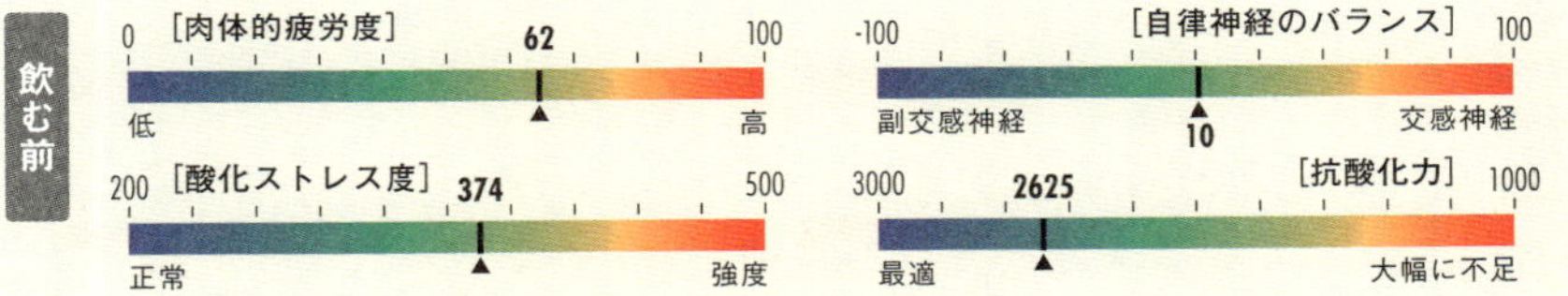

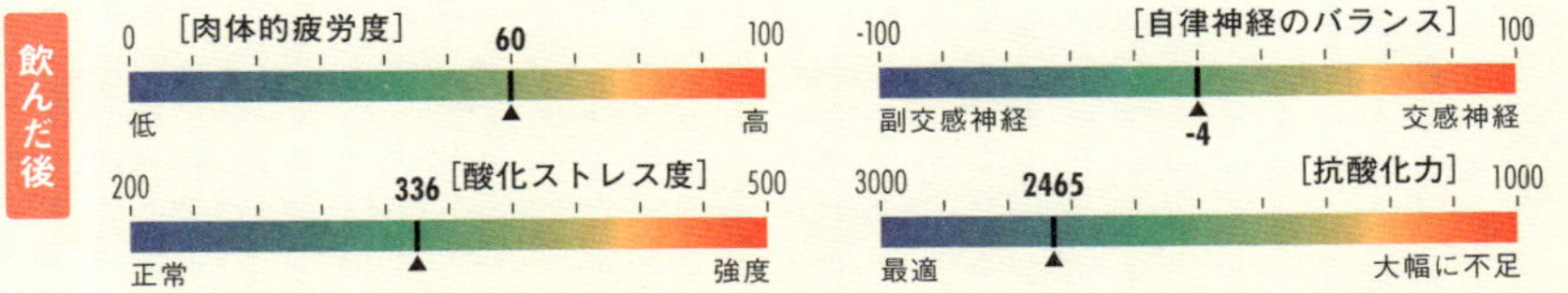

酸化ストレス度が下がってびっくり！

03 桜井真由美さん（62歳）

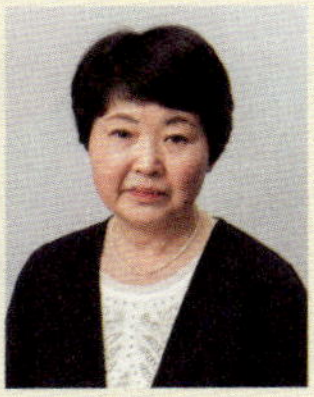

ここ３年で、母が脳梗塞で倒れたりして、心身ともに疲れ、健康だったのに急にからだにガタがきました。長生きみそ汁は、手に入る食材で簡単に作れるから、続けやすいですね。

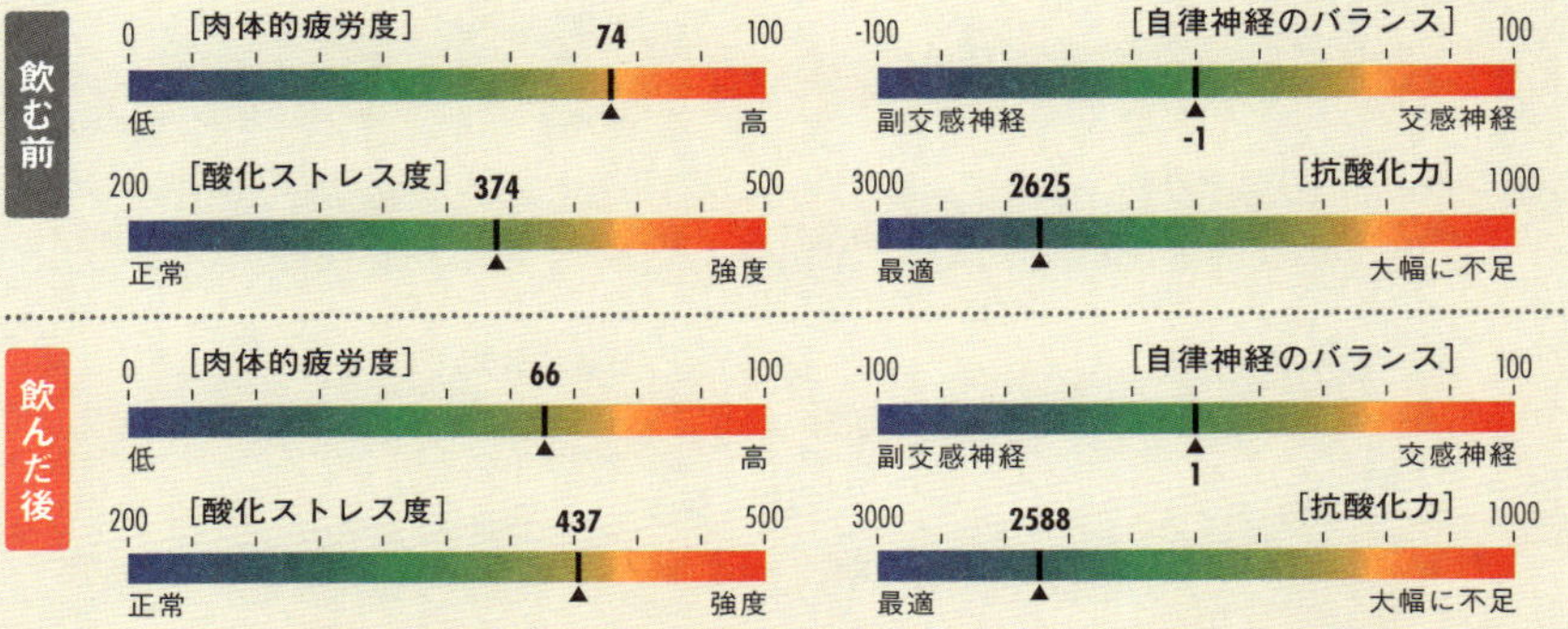

簡単に作れるから、続けやすいです

04 竹田美香さん（58歳）

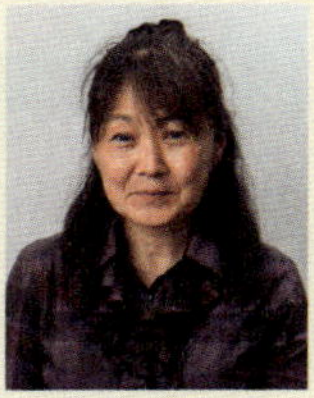

凍ったみそ玉をフォークで取り出すのが楽しい！　30代でガンを患い、最近は工事の騒音に悩まされる毎日。でも長生きみそ汁は、簡単で楽しいので、気持ちがスッとラクになりました。

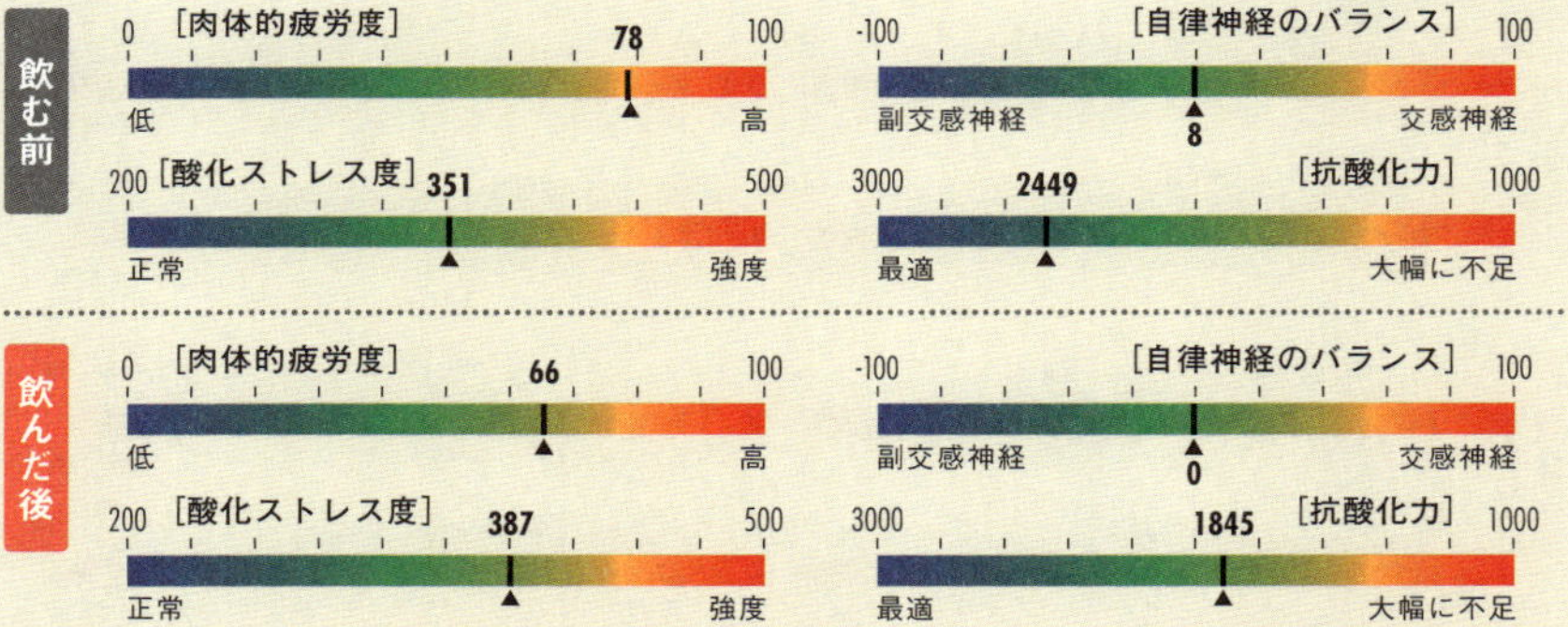

気持ちがスッとラクになりました

05

大島美代子さん（68歳）

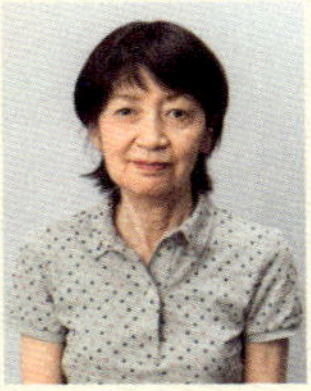

普段からいろいろな発酵食品を試していたので、長生きみそ汁もストレスなく飲めました。からだの疲労度が下がったので、これからは野菜をたっぷり入れて、飲み続けていきたいです。

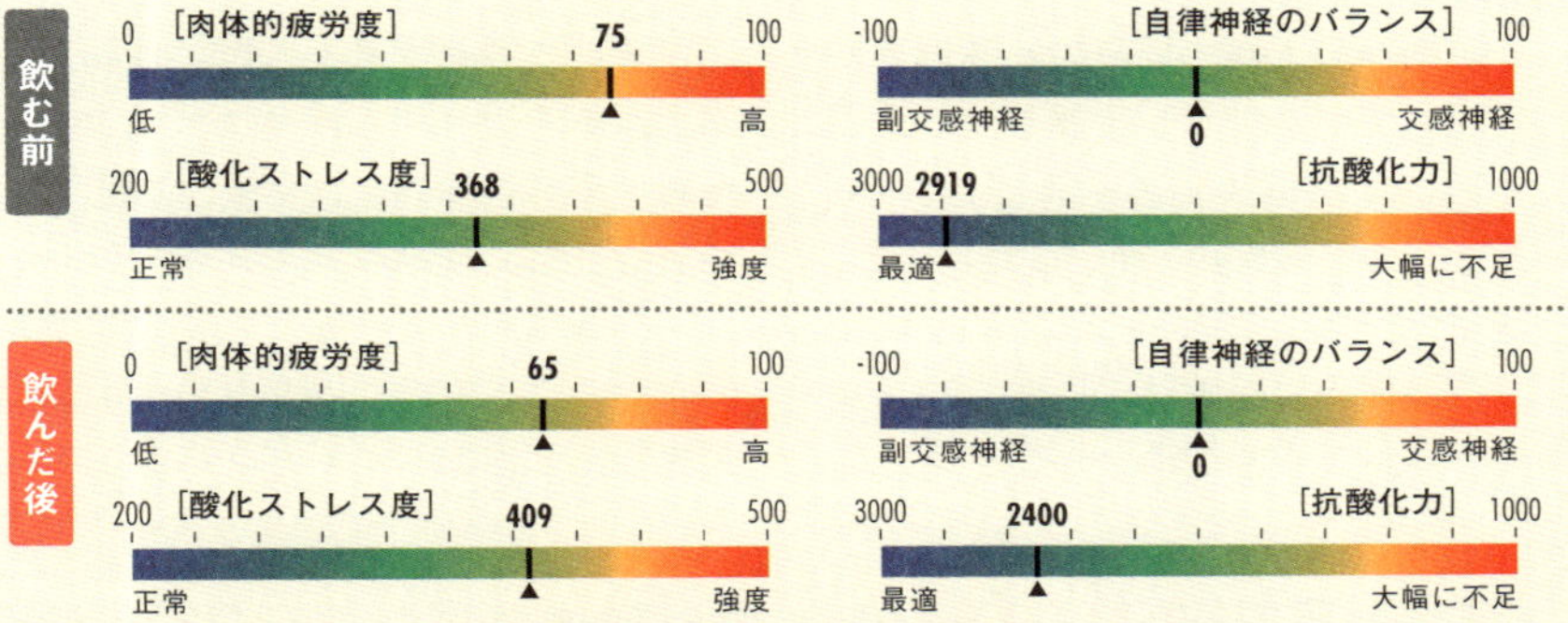

疲労度が下がったので、飲み続けたいです

先生のコメント

今回、検査の前に安静にする時間を設け、その後自律神経のバランスと肉体的疲労度の測定、酸化ストレス度、抗酸化力を計測する血液検査を行いました。

多くの参加者から「ストレスなく飲めた」「気持ちがラクになった」などの感想が聞かれました。しかし、測定結果にその変化が表れていない方もいました。はじめての検査で緊張があったのと、検査当日の大気の状態が不安定だったことで、実感値が数値に表れにくかったことが考えられます。

ただ、変化が見られるまでかかる日数は人それぞれ。効果を実感していれば、飲み続けることで数値に成果が表れることは十分期待できるでしょう。あせらなくて大丈夫です。

［コラム❷］

みそに関する素朴なギモン

Q みそは塩分が高いと聞きますが、飲み過ぎても大丈夫？

Ⓐ 毎日飲んでも問題ありません。

高血圧の人は、塩分のとり過ぎに注意しているでしょう。しかし、湯で溶いて摂取するみそ汁では、1杯あたりの塩分は約1.2g。これに対し、厚生労働省が定める1日あたりの塩分摂取量の目標値は、男性で8g、女性で7g。まず心配はいりません。

さらに、みそやりんご酢には利尿作用があるカリウムが含まれているため、塩分を体内にためず、排出しやすいとも。極端に飲みすぎなければ、問題はありません。ただし病院に通っている方は、かかりつけのお医者さんと相談してください。

Q 同じ塩分量でも、みそには減塩効果があるって本当？

Ⓐ 事実です。血圧の高い人でもご安心を。

みそには塩分が含まれています。しかし、食塩を直接口にする場合と比べた際、みそにはおよそ30％の減塩効果があるという研究結果が存在します。これはラットを使った実験から得られたデータに基づくもので、食塩水を飲ませた個体より、同量の塩分をみそ汁で飲んだ個体のほうが、血圧の上昇に影響しにくいことが判明しました。

さらにみそには血圧を抑制する働きがあり、腎臓や心臓などの機能障害が軽減されるなど、高齢者に望ましい効果が確認されています。

Q どうしてみそ汁がアンチエイジングに効くの？

Ⓐ みそにはからだの衰えを防ぐ成分がいっぱい！

みそがもつ老化防止作用については、これまで複数の専門家が研究データを発表しています。たとえば、発酵の過程で抗酸化物質の量が増大したり、大豆の成分が脳卒中の発症を抑えたり、さらにみその成分のひとつであるサポニンが、老化の原因である活性酸素を取り除くという実験結果も。

からだをできるだけ衰えさせず、健康長寿に必要な成分を、みそは豊富に含んでいるのです。

第3章

健康効果が倍増する！

「長生きみそ汁」アレンジレシピ

「長生きみそ汁」をさらに
パワーアップさせたレシピで
飽きずに毎日続けられる！

レシピの見方

第３章「長生きみそ汁」アレンジレシピ、第４章「長生きみそおかず」レシピの見方です。

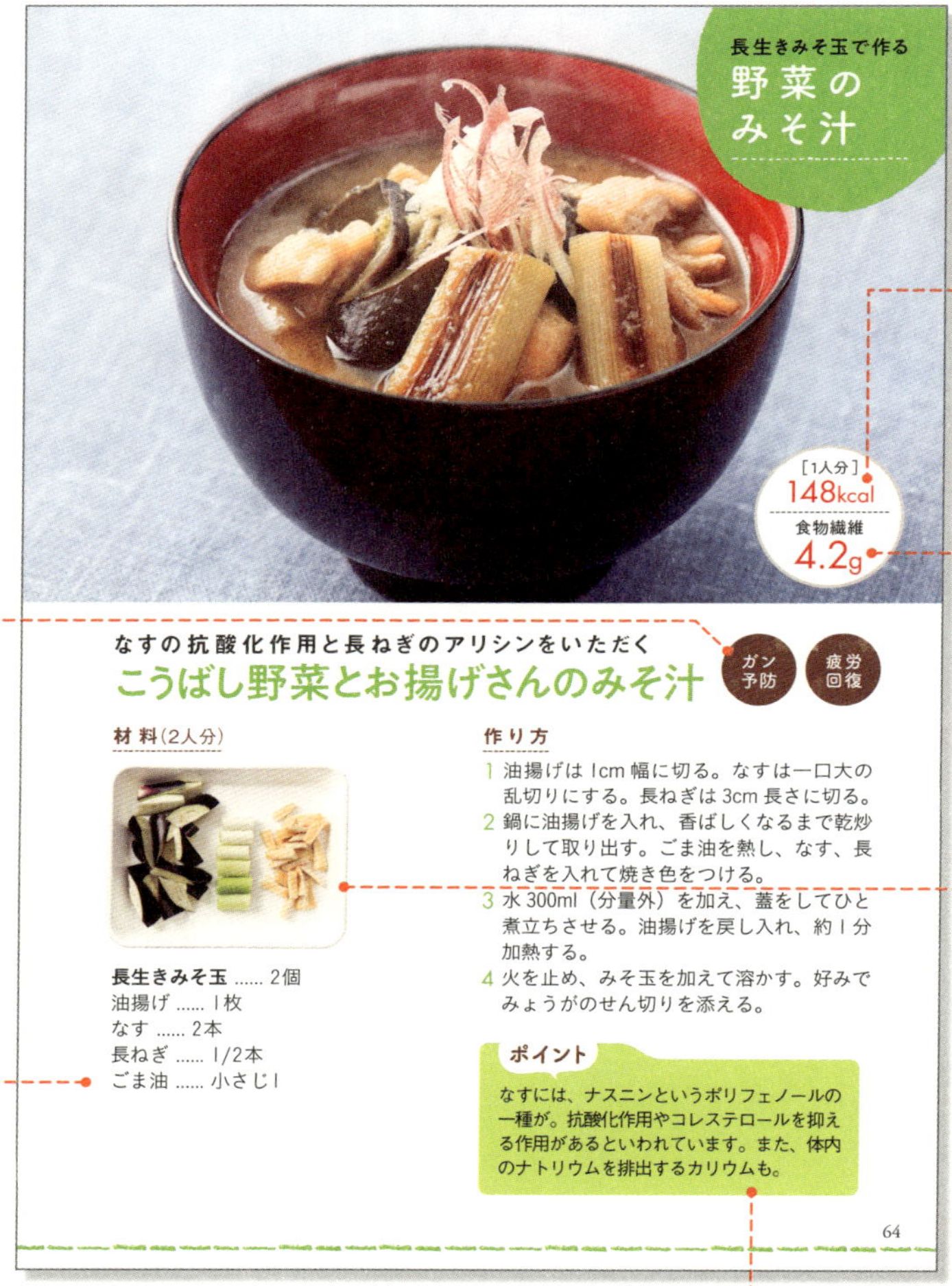
長生きみそ玉で作る
野菜のみそ汁

［1人分］
148kcal
食物繊維
4.2g

なすの抗酸化作用と長ねぎのアリシンをいただく
こうばし野菜とお揚げさんのみそ汁

ガン予防　疲労回復

材料（2人分）

長生きみそ玉 2個
油揚げ 1枚
なす 2本
長ねぎ 1/2本
ごま油 小さじ1

作り方

1 油揚げは1cm幅に切る。なすは一口大の乱切りにする。長ねぎは3cm長さに切る。
2 鍋に油揚げを入れ、香ばしくなるまで乾炒りして取り出す。ごま油を熱し、なす、長ねぎを入れて焼き色をつける。
3 水300ml（分量外）を加え、蓋をしてひと煮立ちさせる。油揚げを戻し入れ、約1分加熱する。
4 火を止め、みそ玉を加えて溶かす。好みでみょうがのせん切りを添える。

ポイント
なすには、ナスニンというポリフェノールの一種が。抗酸化作用やコレステロールを抑える作用があるといわれています。また、体内のナトリウムを排出するカリウムも。

64

カロリー
1人分のカロリー数を表示しています。

食物繊維
1人分の食物繊維の量を表示しています。

材料の写真
1ページに1レシピが掲載されている「長生きみそ汁」のレシピには、野菜などの材料の写真を掲載しています。切り方などの参考にしてください。

ポイント
1ページに1レシピが掲載されている「長生きみそ汁」「長生きみそおかず」のレシピには、材料の代表的な栄養や作り方のポイントを紹介しています。

- 計量単位は大さじ１＝15ml、小さじ１＝５ml、１カップ＝200mlです。
- バターは無塩バターを使用しています。
- 卵のサイズはＭサイズを使用しています。
- 電子レンジのワット数は600Wです。500Wの場合は1.2倍の時間にしてください。電子レンジ、オーブントースター、オーブンの加熱時間は、メーカーや機種によって異なりますので、様子を見ながら加減してください。また、加熱する際は付属の説明書にしたがって、高温に耐えられる容器や皿を使用してください。
- 液体を電子レンジで加熱する際、突然沸騰する可能性があります（突沸現象）ので、ご注意ください。

アイコンの種類

28〜55ページで紹介しているように、レシピの基本となる「長生きみそ玉」には、それだけでもさまざまな心身の問題を解決してくれる成分が入っています。食材の組み合わせにより、その効果はさらにパワーアップ。そこで、とくに期待できる効果を各レシピに表示しています。

ガン予防

ポリフェノールやリコピンなどのガン予防が期待される成分が含まれた食材を使っています。

ストレス解消

イライラする神経を静める効果があるといわれる香り成分を含んだ食材を使用しています。

ダイエット効果

低カロリーのみならず、代謝をよくする筋肉の素になるたんぱく質を多く使うレシピです。

高血圧予防

体内のナトリウムを排出し、水分を調整するカリウムを多く含む食材が使われています。

食欲増進

胃にやさしい食材や暑い日に食べやすい冷たいおみそ汁などにこのアイコンがついています。

腸内環境を整える

乳酸菌やオリゴ糖を含み、腸内で活躍する善玉菌にとってもいい食材を使ったレシピです。

脳を活性化

脳の神経機能を強化するといわれるDHAを多く含む青魚類を使ったレシピです。

疲労回復

タウリンを含んだえびやいか、ビタミンB_1を多く含む豚肉などを使うレシピが主です。

便秘解消

主に海藻類などの食物繊維を多く含む食材を使うレシピがこれにあたります。お通じもスッキリ！

免疫力アップ

にんじんなど、β-カロテンやビタミンAを多く含んだレシピが主。風邪ぎみのときなどにどうぞ。

鍋の大きさと水の量

「長生きみそ汁」を作りやすい鍋の大きさと、基本的な水の量をご紹介します。

直径15cmの鍋がおすすめ！

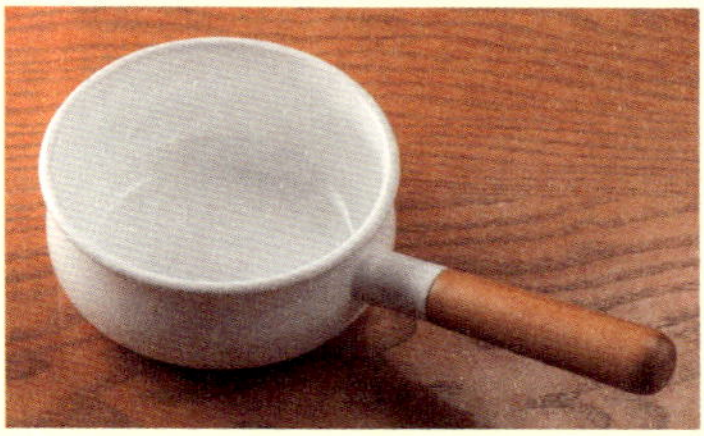

レシピはすべて2人分。直径15cmの鍋で作ると、水位がちょうどよくなって作りやすいです。3〜4人分なら18cmの鍋でどうぞ。

水は300mlが基本！

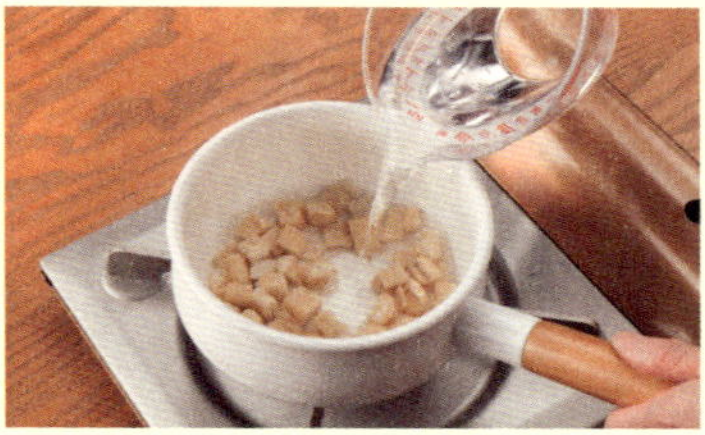

2人分の「長生きみそ汁」で必要な水の量は300ml（1と1/2カップ）。一部、使用する材料によって増減する場合があります。

長生きみそ玉で作る
野菜のみそ汁

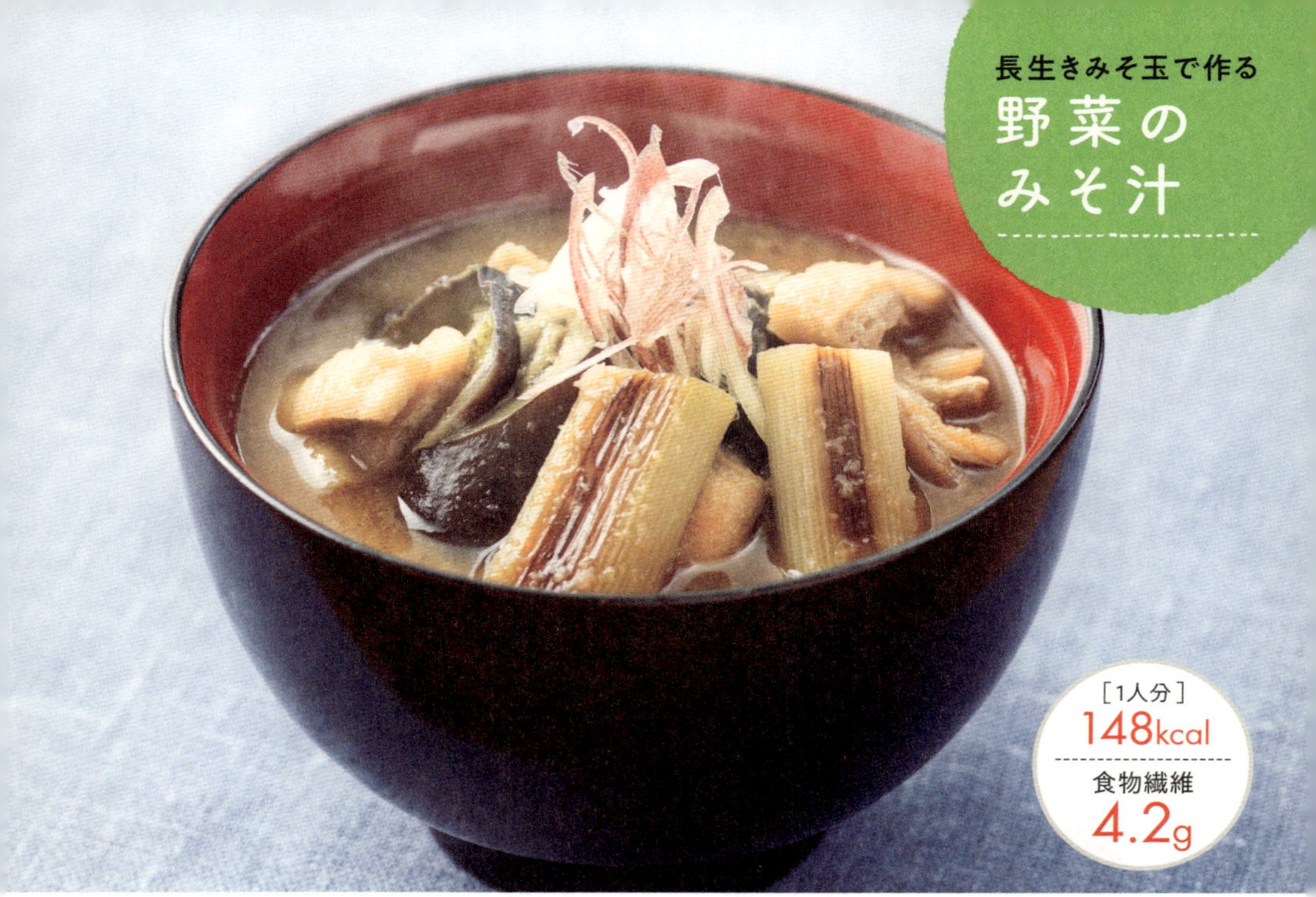

［1人分］
148kcal
食物繊維
4.2g

なすの抗酸化作用と長ねぎのアリシンをいただく
こうばし野菜とお揚げさんのみそ汁

ガン予防　疲労回復

材料（2人分）

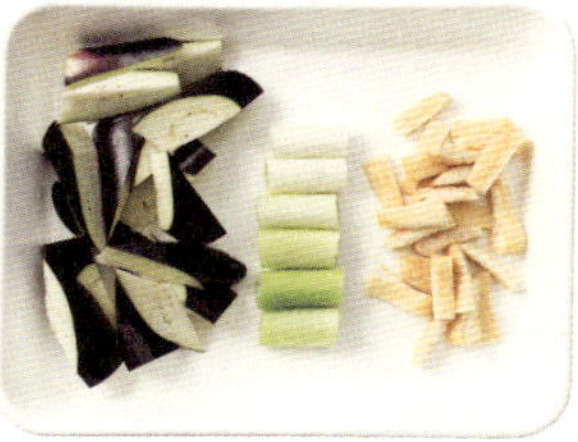

長生きみそ玉 …… 2個
油揚げ …… 1枚
なす …… 2本
長ねぎ …… 1/2本
ごま油 …… 小さじ1

作り方

1 油揚げは1cm幅に切る。なすは一口大の乱切りにする。長ねぎは3cm長さに切る。
2 鍋に油揚げを入れ、香ばしくなるまで乾炒りして取り出す。ごま油を熱し、なす、長ねぎを入れて焼き色をつける。
3 水300ml（分量外）を加え、蓋をしてひと煮立ちさせる。油揚げを戻し入れ、約1分加熱する。
4 火を止め、みそ玉を加えて溶かす。好みでみょうがのせん切りを添える。

ポイント

なすには、ナスニンというポリフェノールの一種が。抗酸化作用やコレステロールを抑える作用があるといわれています。また、体内のナトリウムを排出するカリウムも。

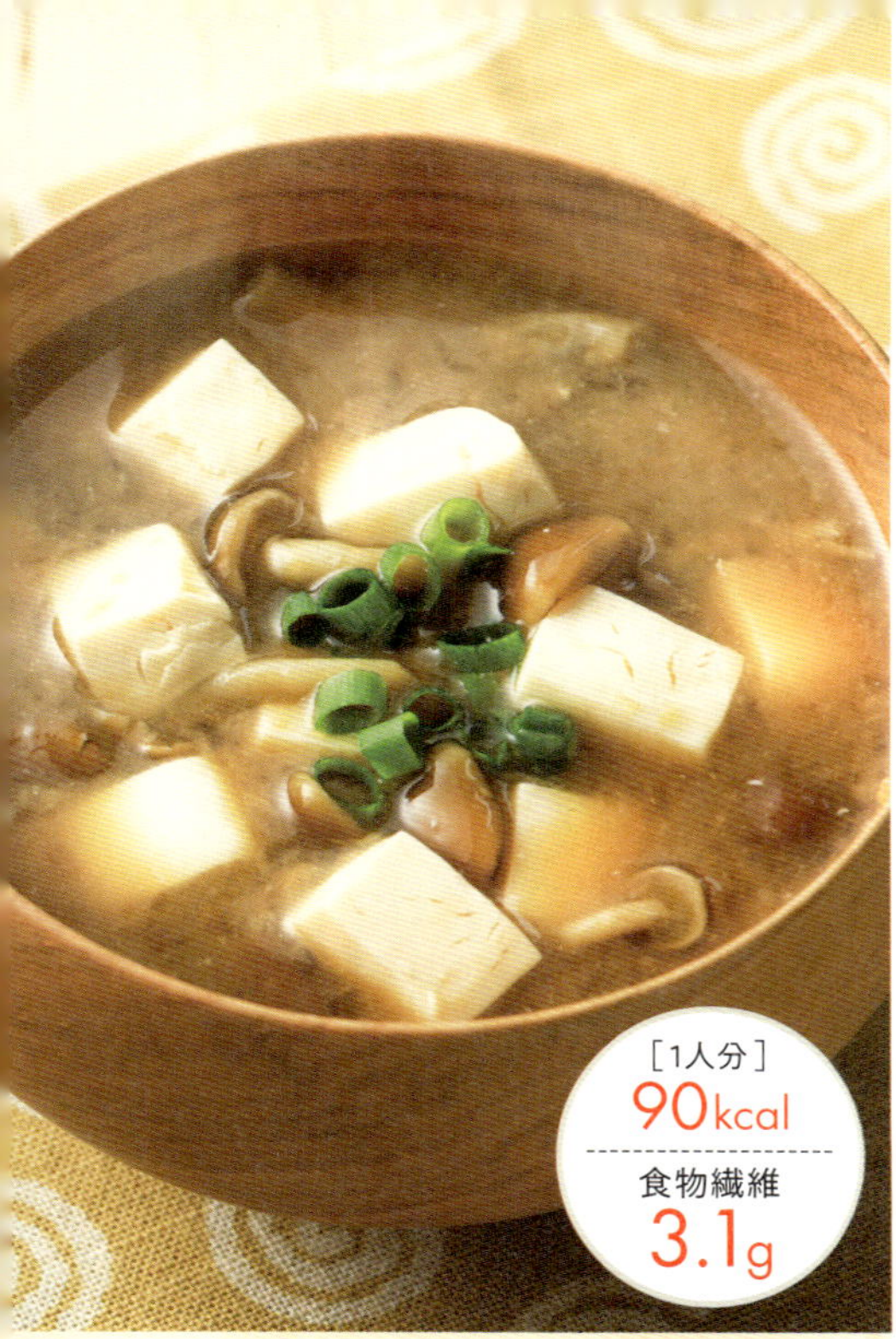
［1人分］
90kcal
食物繊維
3.1g

なめこのヌルヌル成分が
胃を守ってくれる

なめこと豆腐のみそ汁

免疫力アップ

材料（2人分）

長生きみそ玉 2個
絹ごし豆腐 150g
なめこ 1袋

作り方

1 豆腐は1cm角に切る。
2 鍋に1、なめこ、水300ml（分量外）を入れ、蓋をしてひと煮立ちさせてから、1分加熱する。
3 火を止め、みそ玉を加えて溶かす。好みで小ねぎの小口切りを加える。

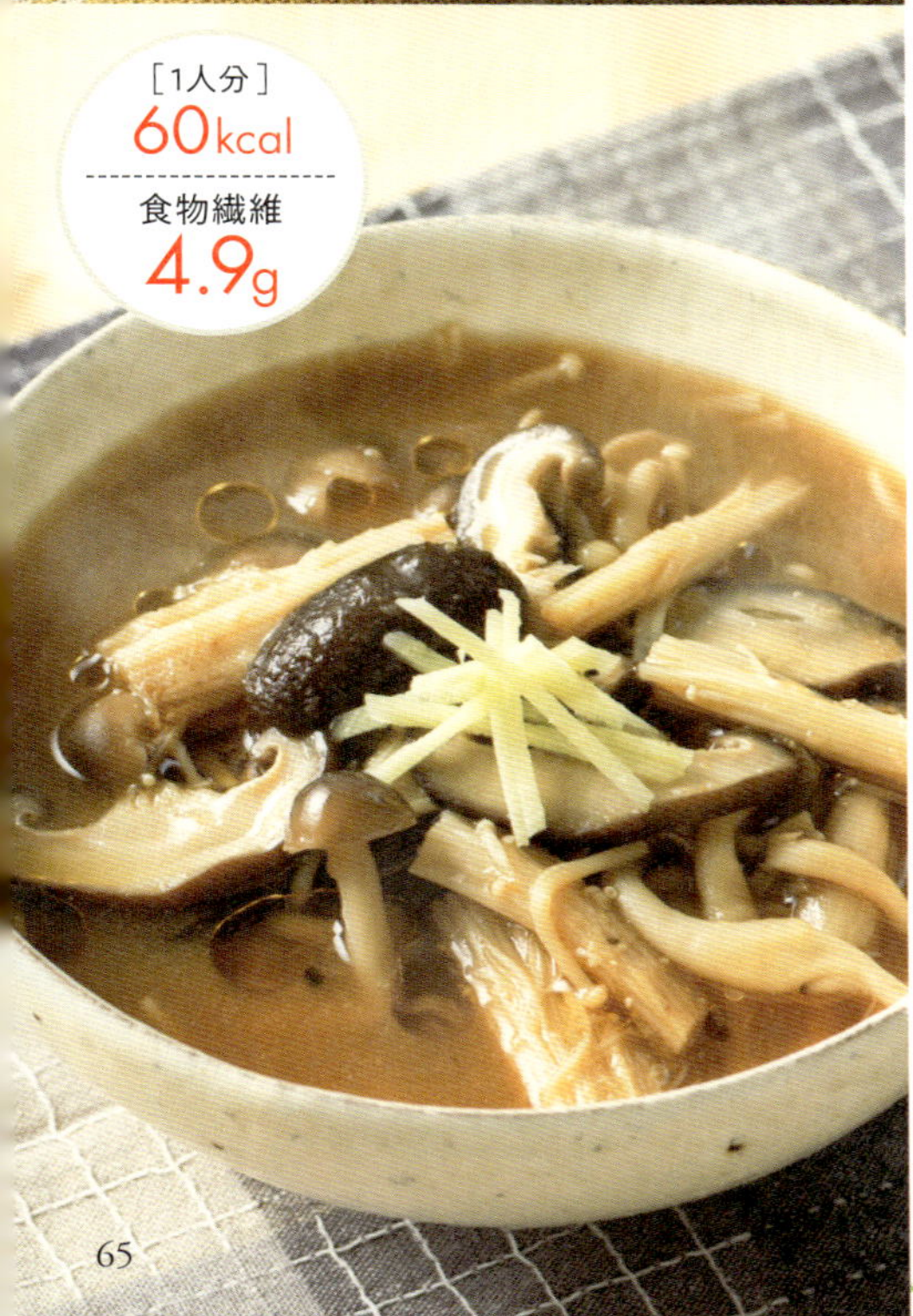
［1人分］
60kcal
食物繊維
4.9g

低カロリーだけど
腹持ちがいいきのこ三昧

きのこたちのみそ汁

便秘解消

材料（2人分）

長生きみそ玉 2個
きのこ類（しめじ、しいたけ、えのきだけなど）
...... 合わせて200g

作り方

1 きのこ類はそれぞれ石づきを取り除き、食べやすい大きさに切る。
2 鍋に1、水300ml（分量外）を入れ、蓋をしてひと煮立ちさせてから、約1分加熱する。
3 火を止め、みそ玉を加えて溶かす。好みでしょうがのせん切りを添える。

にらのアリシンで
食欲増進！ 疲労回復！

にらとベーコンのみそ汁

疲労回復

材 料（2人分）

長生きみそ玉 …… 2個
スライスベーコン …… 1枚
にら …… 80g
にんじん …… 1/3本
しょうが …… 1かけ

作り方

1 ベーコンはみじん切りにする。にらは4cm長さに切る。にんじんは細切りにする。しょうがはせん切りにする。
2 鍋ににら以外の1、水300ml（分量外）を入れ、蓋をしてひと煮立ちさせてから、1分加熱する。
3 にらを加えて火を止め、みそ玉を加えて溶かす。

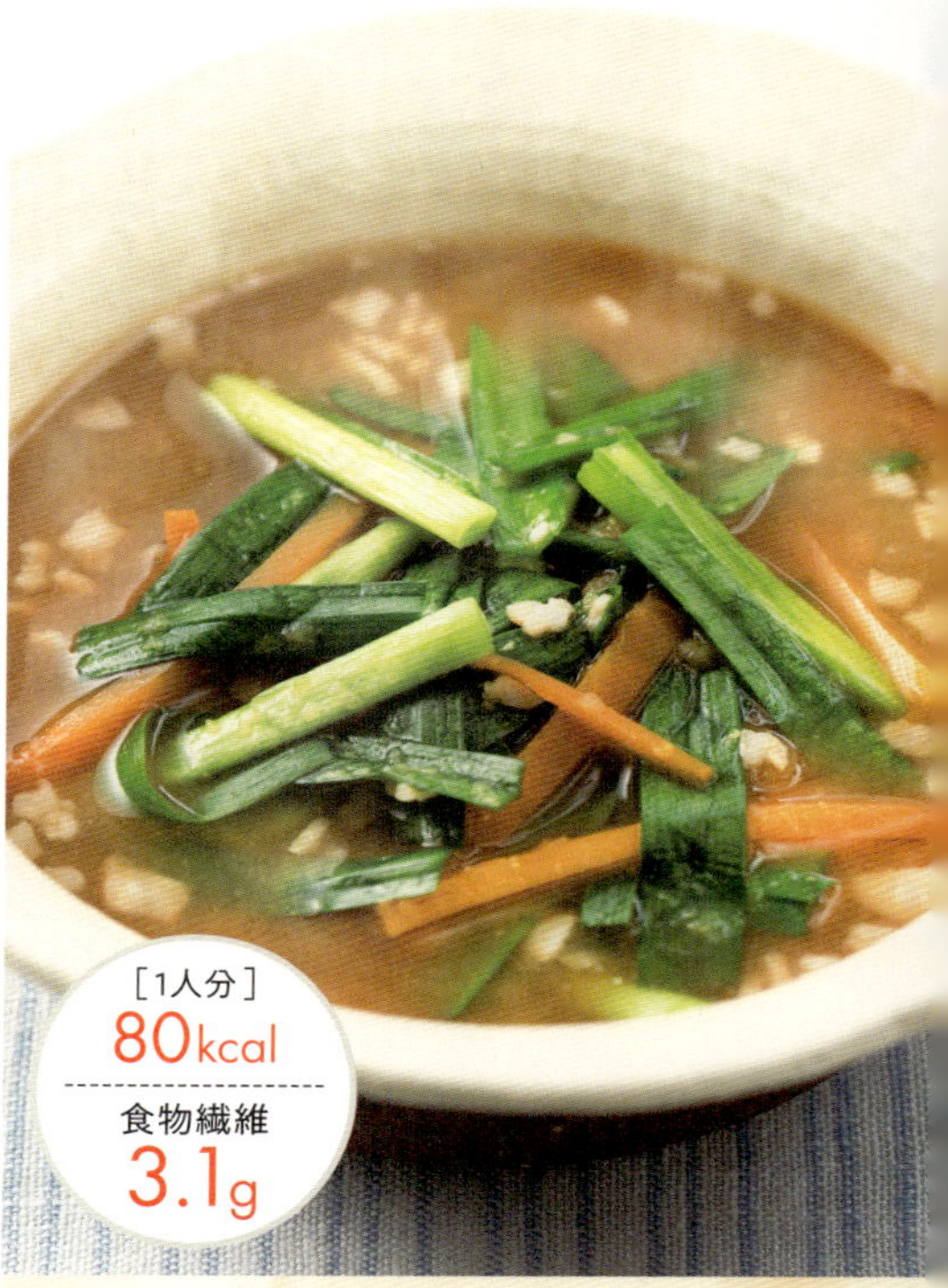

［1人分］
80kcal
食物繊維
3.1g

水溶性のビタミン類を
まるごとどうぞ

カリフラワーと ウインナーのみそ汁

免疫力アップ

材 料（2人分）

長生きみそ玉 …… 2個
ウインナー …… 1本
カリフラワー …… 150g

作り方

1 ウインナーは小口切りにする。カリフラワーは一口大の小房に切る。
2 鍋にウインナー、水300ml（分量外）を入れ、蓋をしてひと煮立ちさせる。カリフラワーを加え、火が通るまで約4分加熱する。
3 火を止め、みそ玉を加えて溶かす。

［1人分］
93kcal
食物繊維
3.4g

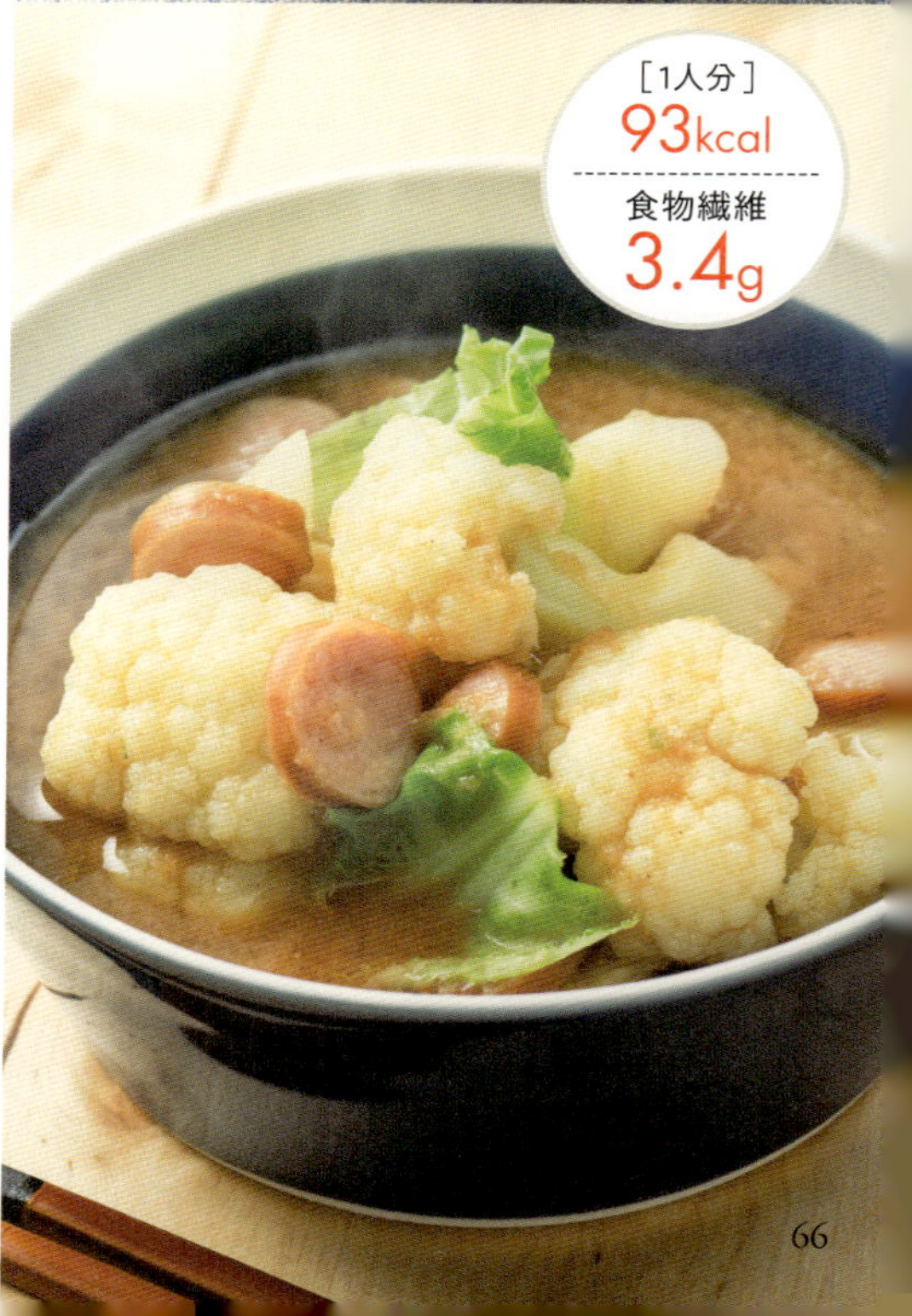

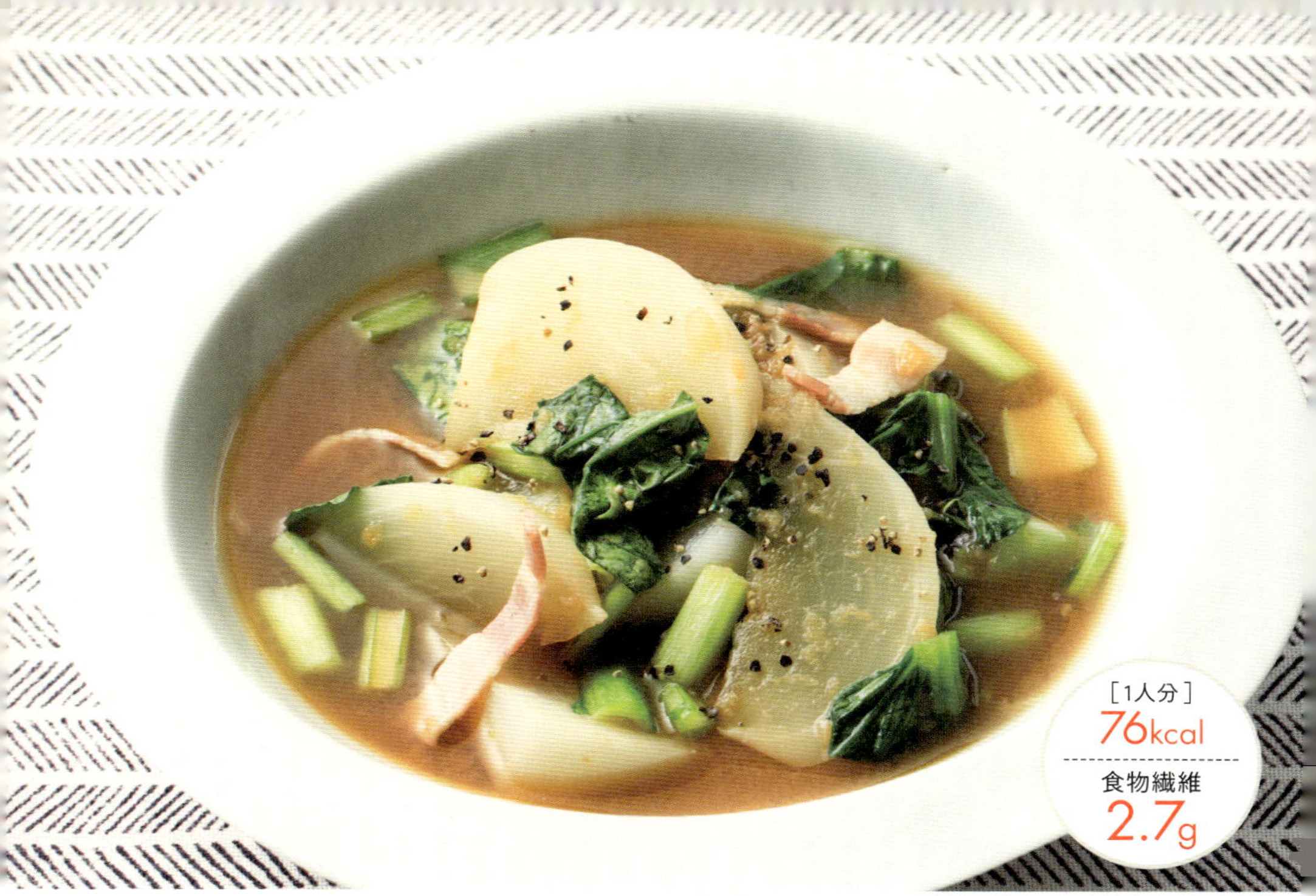

［1人分］
76kcal
食物繊維
2.7g

栄養豊富な葉を必ず使いましょう！

かぶとベーコンのみそ汁

免疫力アップ　ストレス解消

材料（2人分）

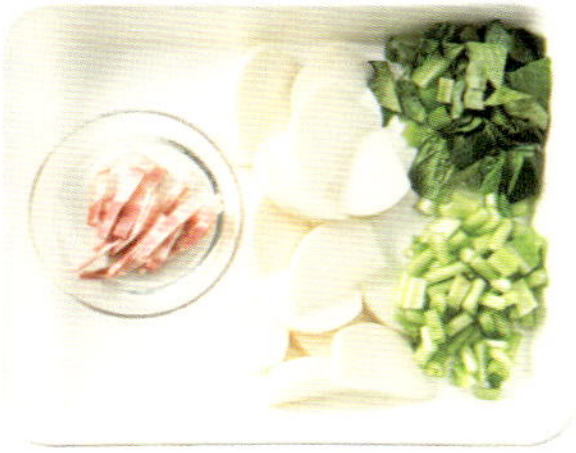

長生きみそ玉 2個
スライスベーコン 1枚
かぶ（葉つき） 1個

作り方

1 ベーコンは5mm幅に切る。かぶは1cm幅のくし形切りにし、葉は1cm長さに切る。
2 鍋にかぶ、ベーコン、水300ml（分量外）を入れ、蓋をしてひと煮立ちさせてから、かぶに火が通るまで2〜3分加熱する。
3 かぶの葉を加えて火を止め、みそ玉を加えて溶かす。好みでこしょうを振る。

ポイント

かぶは根の部分に消化酵素のアミラーゼが。葉の部分のほうが栄養豊富で、β-カロテンやビタミンB、Cが豊富に含まれています。ミネラル分も多く、ナトリウムや鉄分のほか、カルシウムやマグネシウムも豊富です。

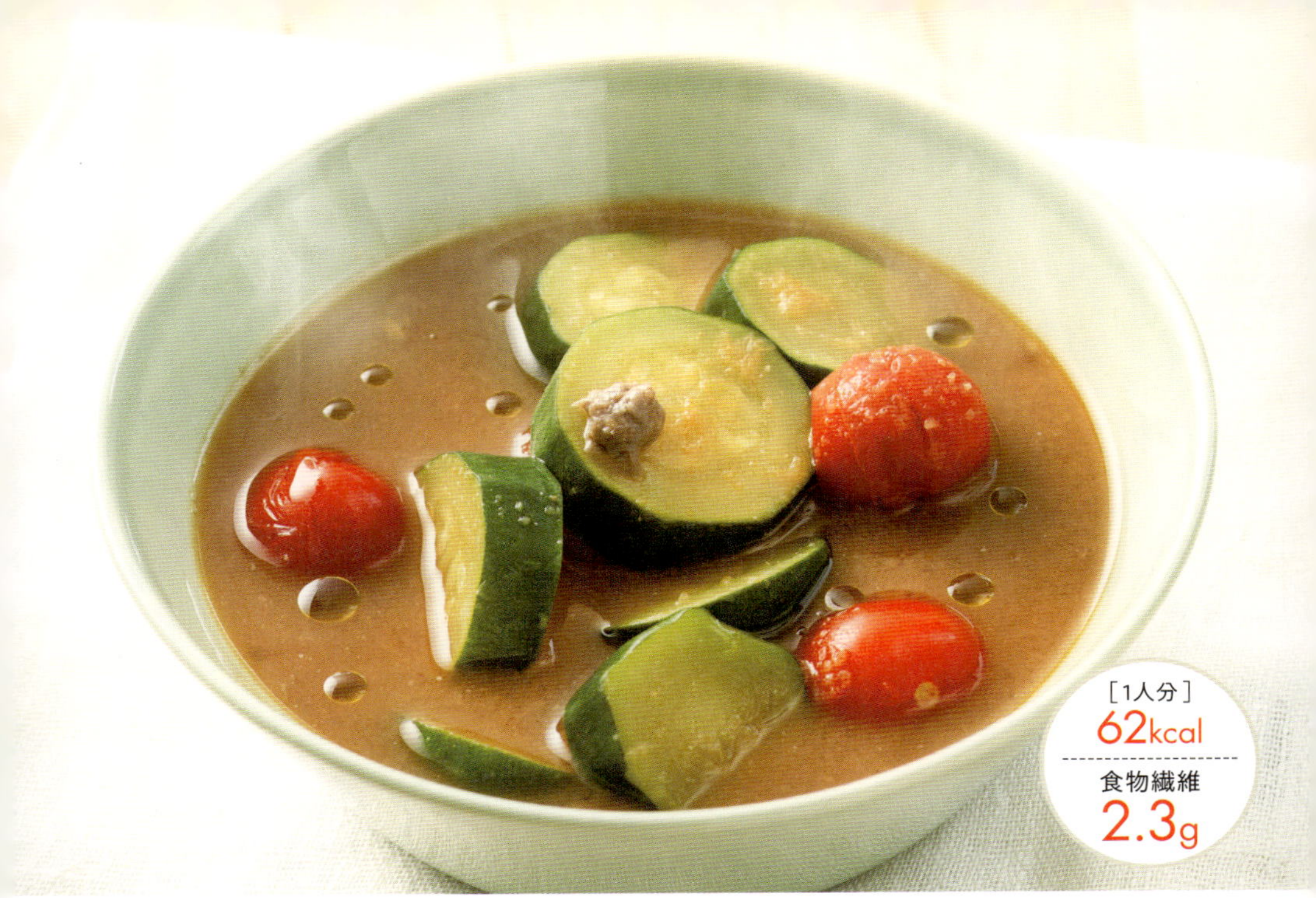

［1人分］
62kcal
食物繊維
2.3g

ビールを飲みすぎる夏におすすめの組み合わせ

ズッキーニとミニトマトのみそ汁

ガン予防

高血圧予防

材料（2人分）

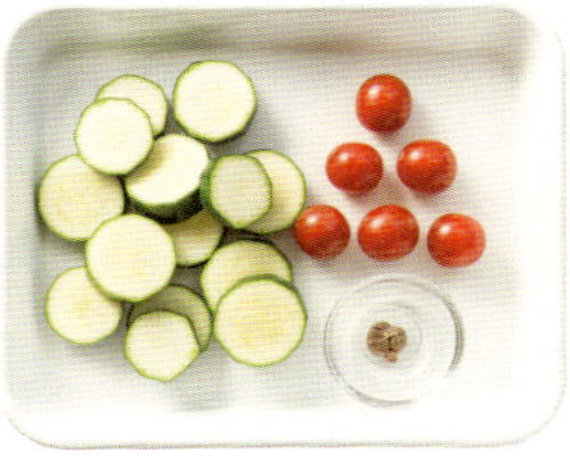

長生きみそ玉 …… 2個
ズッキーニ …… 1/2本
ミニトマト …… 6個
アンチョビ（チューブ）
…… 小さじ1/3
白ワイン …… 大さじ2

作り方

1 ズッキーニは7mm厚さの輪切りにする。
2 鍋にアンチョビ、白ワイン、水300ml（分量外）を入れ、蓋をしてひと煮立ちさせる。ズッキーニを加え、火が通るまで約2分加熱する。
3 ミニトマトを加えて火を止め、みそ玉を加えて溶かす。アンチョビを添え、好みでオリーブオイルをたらす。

ポイント

ズッキーニに含まれるカリウムには、ナトリウムを体内から排出するはたらきがあります。トマトは含有成分の複合的効果により、アルコールといっしょにとると、飲酒後の血中アルコール濃度が低下するともいわれます。

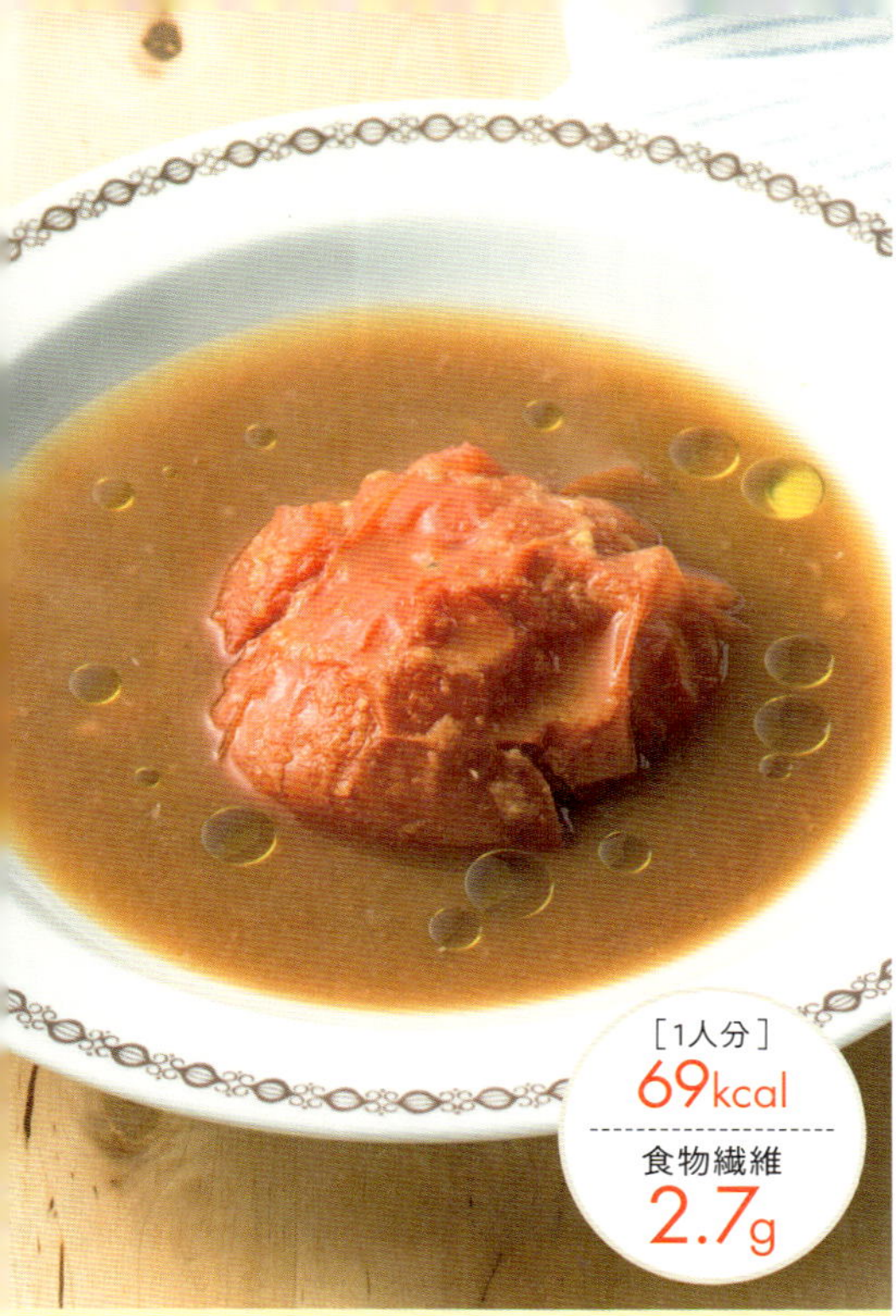
［1人分］
69kcal
食物繊維
2.7g

リコピンは加熱調理で 体内吸収量がアップ

まるごとトマトのみそ汁

ガン予防

材料（2人分）

長生きみそ玉 …… 2個
トマト …… 2個

作り方

1 トマトのヘタの部分をくり抜く。
2 鍋にヘタの部分を下にした1、水300ml（分量外）を入れ、蓋をしてひと煮立ちさせる。火を弱めの中火にし、トマトがやわらかくなるまで約10分加熱する。
3 火を止め、みそ玉を加えて溶かす。好みでオリーブオイルをたらす。

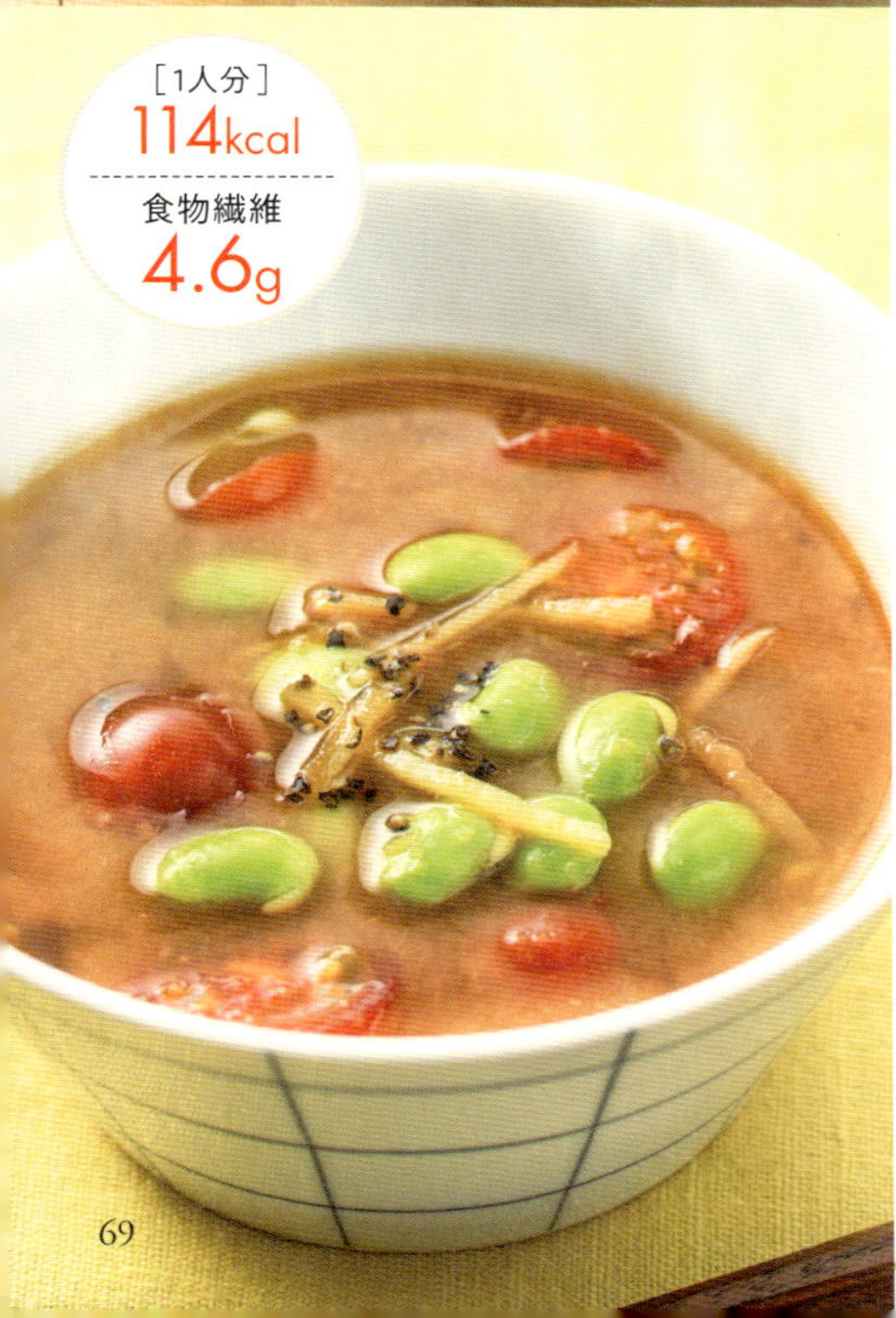
［1人分］
114kcal
食物繊維
4.6g

枝豆の鉄分で貧血防止！ 肌の血色をよくしよう！

枝豆とミニトマトのみそ汁

疲労回復

材料（2人分）

長生きみそ玉 …… 2個
枝豆（冷凍） …… 150g
ミニトマト …… 8個
しょうが …… 1かけ

作り方

1 枝豆は解凍し、さやから取り出す。ミニトマトは半分に切る。しょうがはせん切りにする。
2 鍋にしょうが、水300ml（分量外）を入れ、蓋をしてひと煮立ちさせる。枝豆、ミニトマトを加え、さっと火を通す。
3 火を止め、みそ玉を加えて溶かす。好みでこしょうを振る。

β－カロテンを多く含んだ
皮もいっしょに！

ごろごろかぼちゃのみそ汁

免疫力アップ

材料（2人分）

長生きみそ玉 …… 2個
スライスベーコン …… 1枚
かぼちゃ …… 150g

作り方

1 ベーコンは色紙切りにする。かぼちゃは種とワタを取り除き、皮つきのまま、一口大の大きさに切る。
2 鍋に1、水350ml（分量外）を入れ、蓋をしてひと煮立ちさせてから、かぼちゃに火が通るまで4～5分加熱する。
3 火を止め、みそ玉を加えて溶かす。

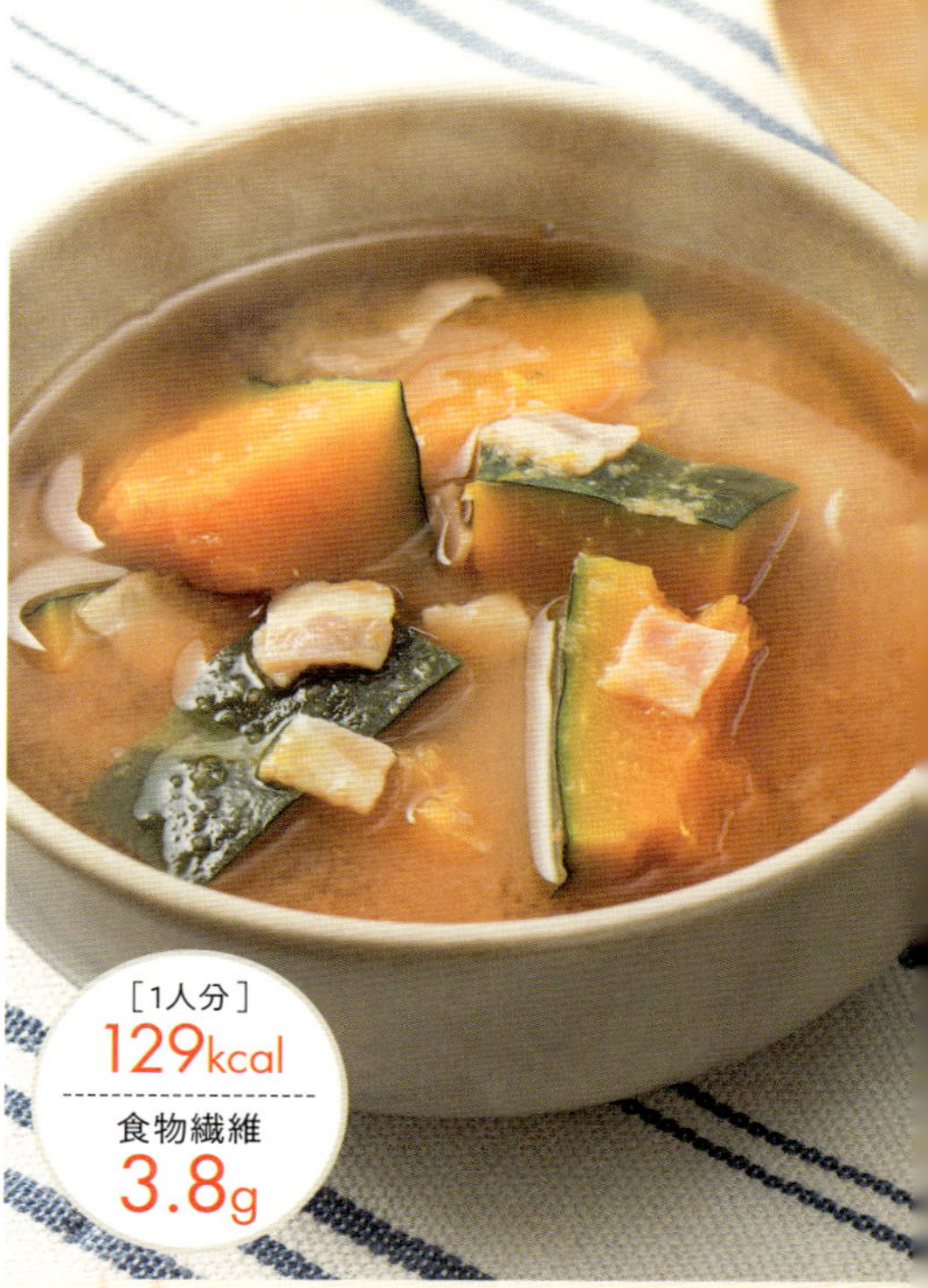

［1人分］
129kcal
食物繊維
3.8g

セロリの葉には
茎の2倍のβ－カロテン！

セロリとしらすのみそ汁

免疫力アップ

材料（2人分）

長生きみそ玉 …… 2個
しらす …… 大さじ2
セロリ …… 1本

作り方

1 セロリは筋を取り除き、5mm厚さの斜め切りにする。葉はざく切りにする。
2 鍋に水300ml（分量外）を入れ、蓋をしてひと煮立ちさせる。セロリを加え、約1分加熱する。しらすを加え、さっとひと混ぜする。
3 火を止め、みそ玉を加えて溶かす。セロリの葉を添え、こしょうを振る。

［1人分］
59kcal
食物繊維
2.3g

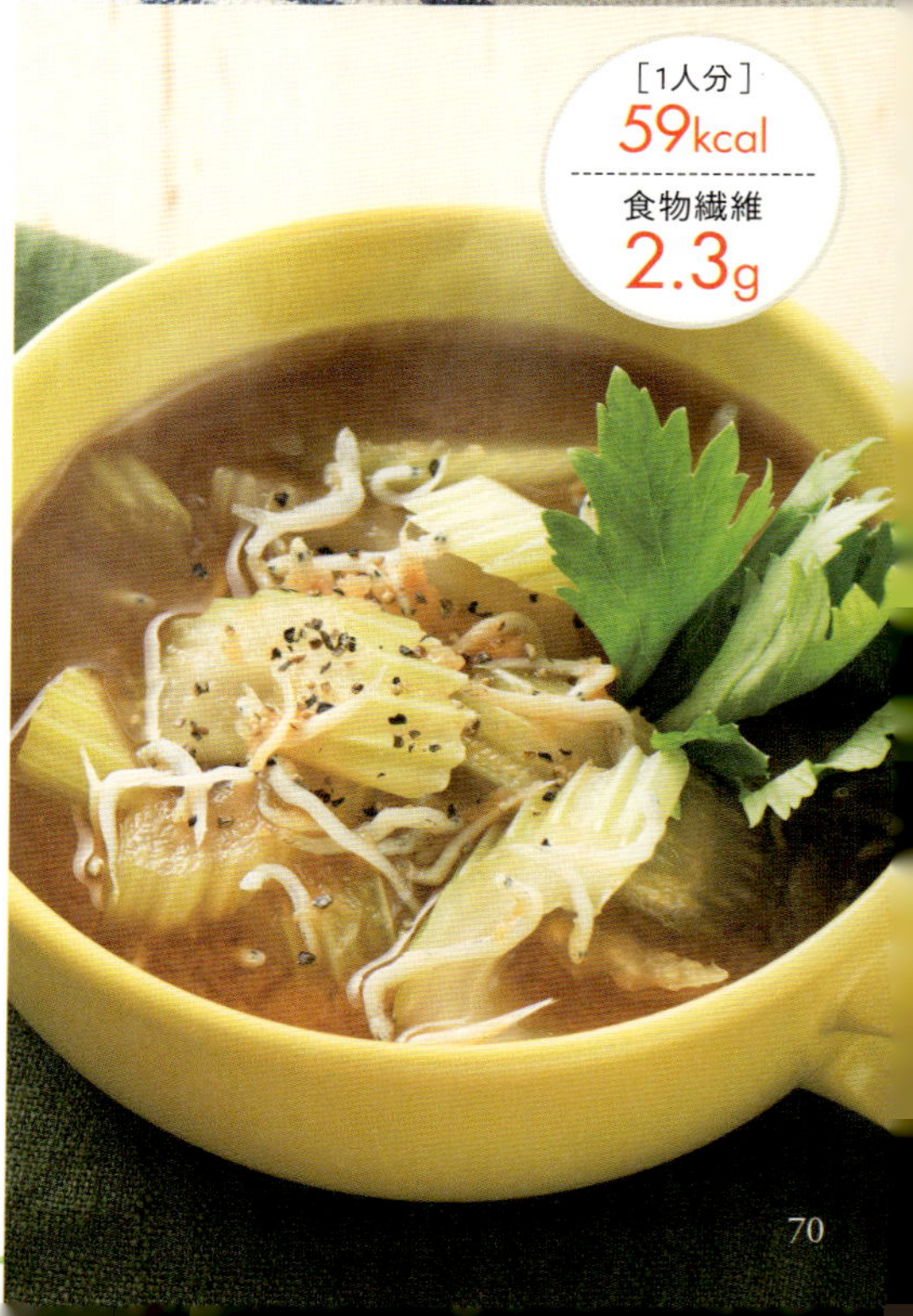

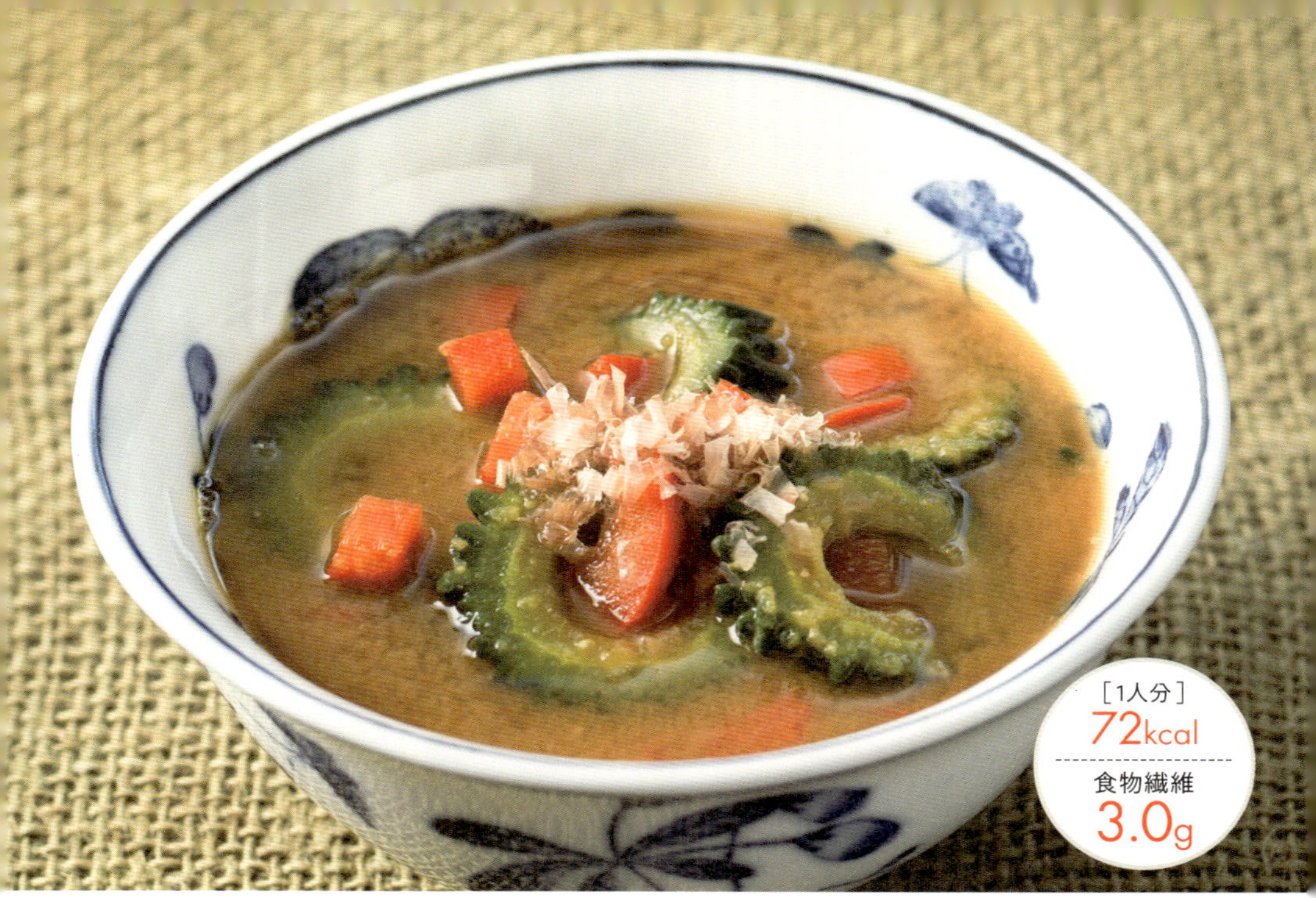

カレー粉をプラスして食欲をさらに増進！

ゴーヤとパプリカのスパイスみそ汁

食欲増進　高血圧予防

材料（2人分）

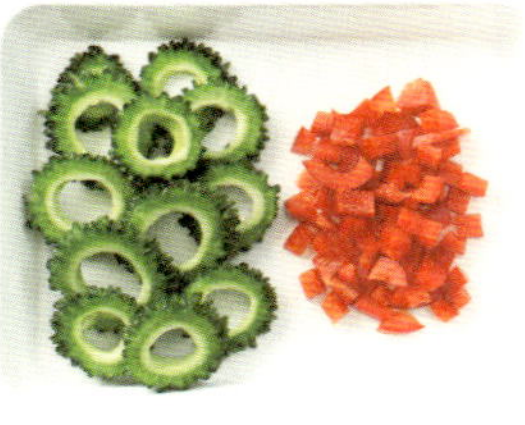

長生きみそ玉 …… 2個
ゴーヤ …… 1/2本
パプリカ（赤） …… 1/4個
オリゴ糖 …… 大さじ1/2
カレー粉 …… 小さじ1

作り方

1 ゴーヤはスプーンで種とワタを取り除き、7mm 厚さの輪切りにする。パプリカは7mm 角に切る。
2 鍋に水 300ml（分量外）を入れ、蓋をしてひと煮立ちさせる。 1を加え、約 1 分加熱する。オリゴ糖、カレー粉を加え、約 1 分加熱する。
3 火を止め、みそ玉を加えて溶かす。好みでかつお節を振る。

ポイント

苦味が特徴のゴーヤ。この苦味のもととなる成分には、食欲を増進させたり、胃腸を保護する効果があるといわれています。また、ビタミンＣの含有量はトマトの５倍以上。赤パプリカもビタミンＣが豊富です。

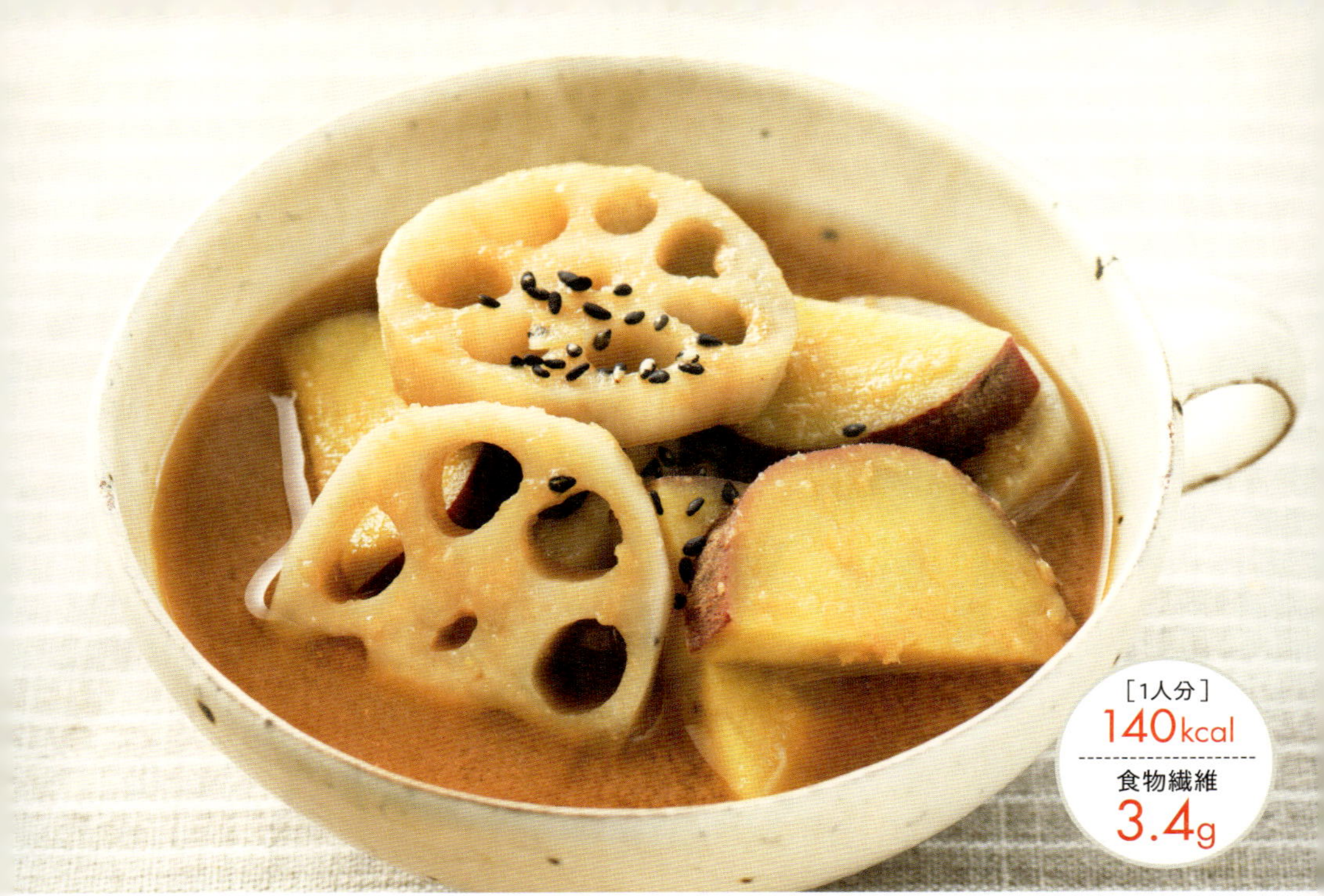

［1人分］
140kcal
食物繊維
3.4g

ダブル根菜で胃腸のはたらきをスムーズに

れんこんとさつまいものみそ汁

便秘解消　高血圧予防

材料（2人分）

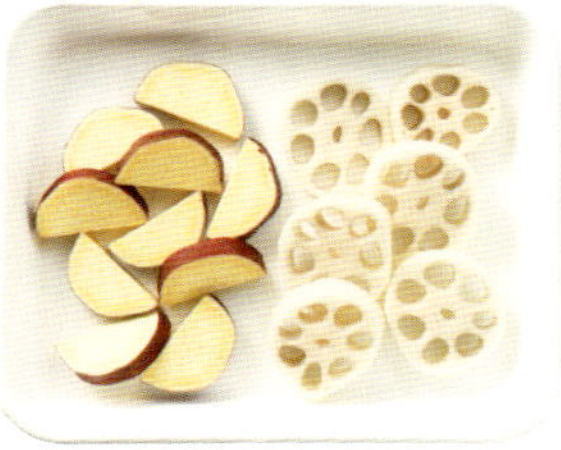

長生きみそ玉 2個
れんこん 100g
さつまいも 100g

作り方

1 れんこんは皮をむき、7mm厚さの輪切り（半月切りでも）にする。さつまいもは皮つきのまま7mm厚さの半月切りにする。どちらも、水でしっかりともみ洗いをする。
2 鍋に1、水300ml（分量外）を入れ、蓋をしてひと煮立ちさせる。弱めの中火にし、火が通るまで4～5分加熱する。
3 火を止め、みそ玉を加えて溶かす。好みでごまを振る。

ポイント

いも類のなかでさつまいもだけに含まれるヤラピンは食物繊維との相乗効果で便秘予防にも。

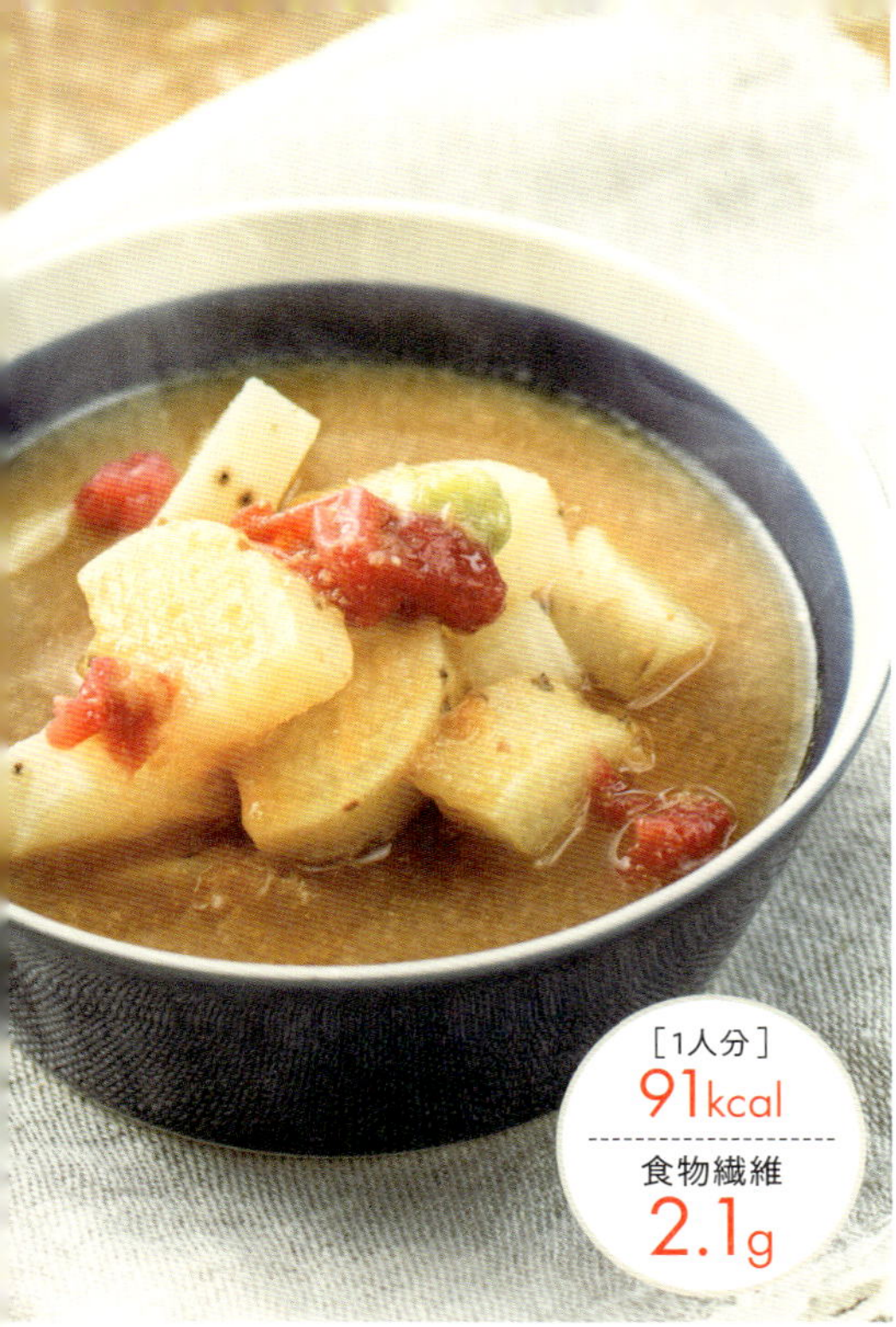

［1人分］
91kcal
食物繊維
2.1g

胃の粘膜を守る長いも＆
クエン酸豊富な梅干し

長いもと梅のみそ汁

食欲増進

材料（2人分）

長生きみそ玉 …… 2個
長いも …… 150g
梅干し …… 1個

作り方

1 長いもはコンロの火でひげ根をあぶるか、包丁で皮をむき、7mm厚さのいちょう切りにする。
2 鍋に1、水300ml（分量外）を入れ、蓋をしてひと煮立ちさせてから、火が通るまで約2分加熱する。
3 火を止め、みそ玉を加えて溶かす。種を取り除いた梅干しをちぎりながら加え、混ぜる。好みでわさびを添える。

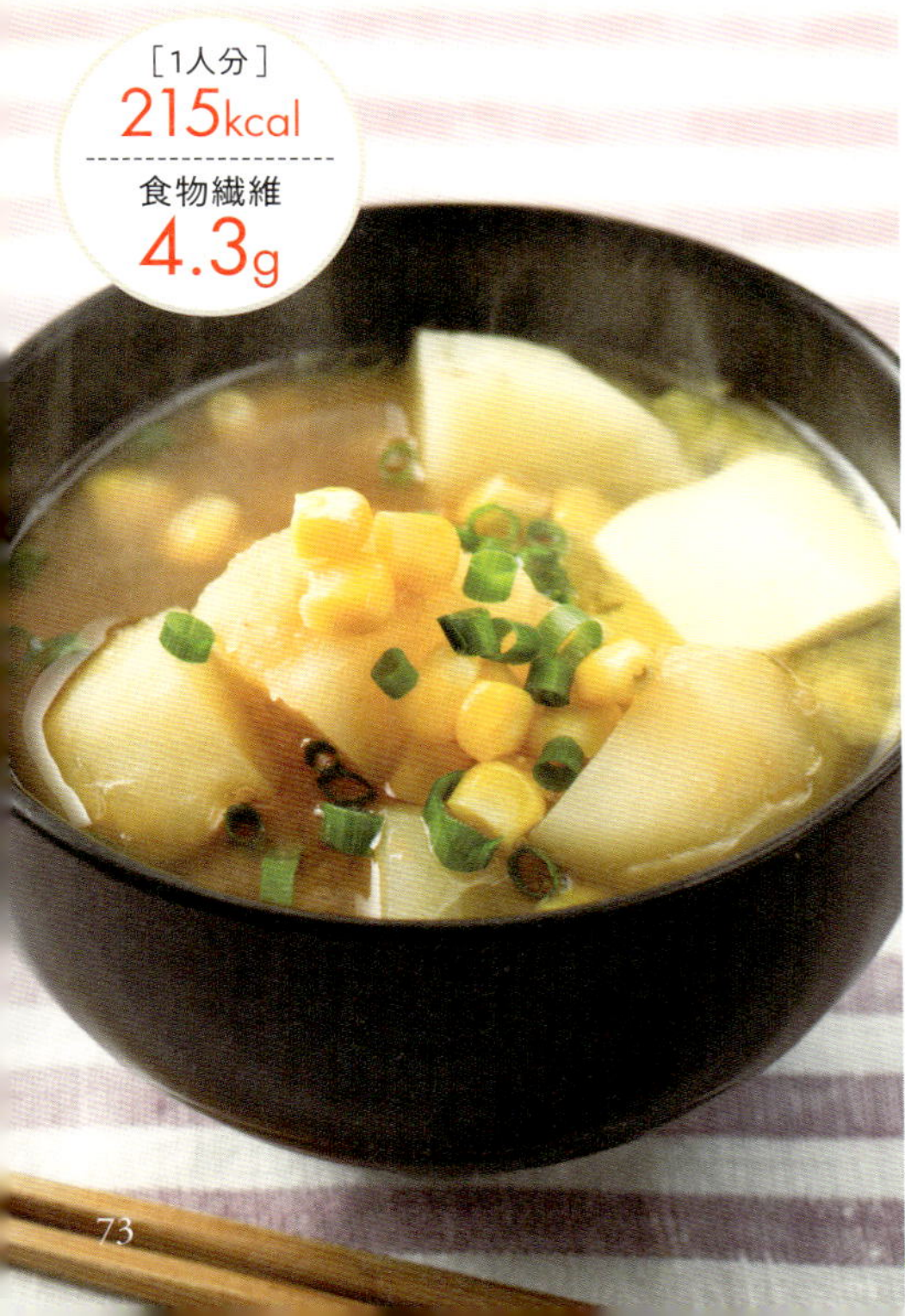

［1人分］
215kcal
食物繊維
4.3g

じゃがいものでんぷん質が
ビタミンCを熱から守る

じゃがいもとコーンのみそ汁

免疫力アップ

材料（2人分）

長生きみそ玉 …… 2個
じゃがいも …… 2個
コーン（冷凍または缶詰）…… 80g
バター …… 10g

作り方

1 じゃがいもは皮をむき、一口大に切って水でもみ洗いをする。
2 鍋に1、水300ml（分量外）を入れ、蓋をしてひと煮立ちさせてから、火が通るまで約4〜5分加熱する。コーンを冷凍のまま加え、ひと煮立ちさせる。
3 火を止め、みそ玉を加えて溶かす。バターを添え、好みで小ねぎの小口切りを散らす。

野菜といっしょに
たんぱく質と炭水化物も摂取

みぞれ大根とはんぺんのみそ汁

食欲増進

材料(2人分)

長生きみそ玉 2個
はんぺん 1/2枚
花麩《はなふ》 6個
大根おろし ...... 200g(水けを含む)

作り方

1 はんぺんは1.5cm角に切る。
2 鍋に大根おろし、水300ml(分量外)を入れ、蓋をしてひと煮立ちさせてから、アクを取り除きながら1分加熱する。はんぺん、花麩を加え、約30秒加熱する。
3 火を止め、みそ玉を加えて溶かす。好みでゆずの皮のせん切りを散らす。

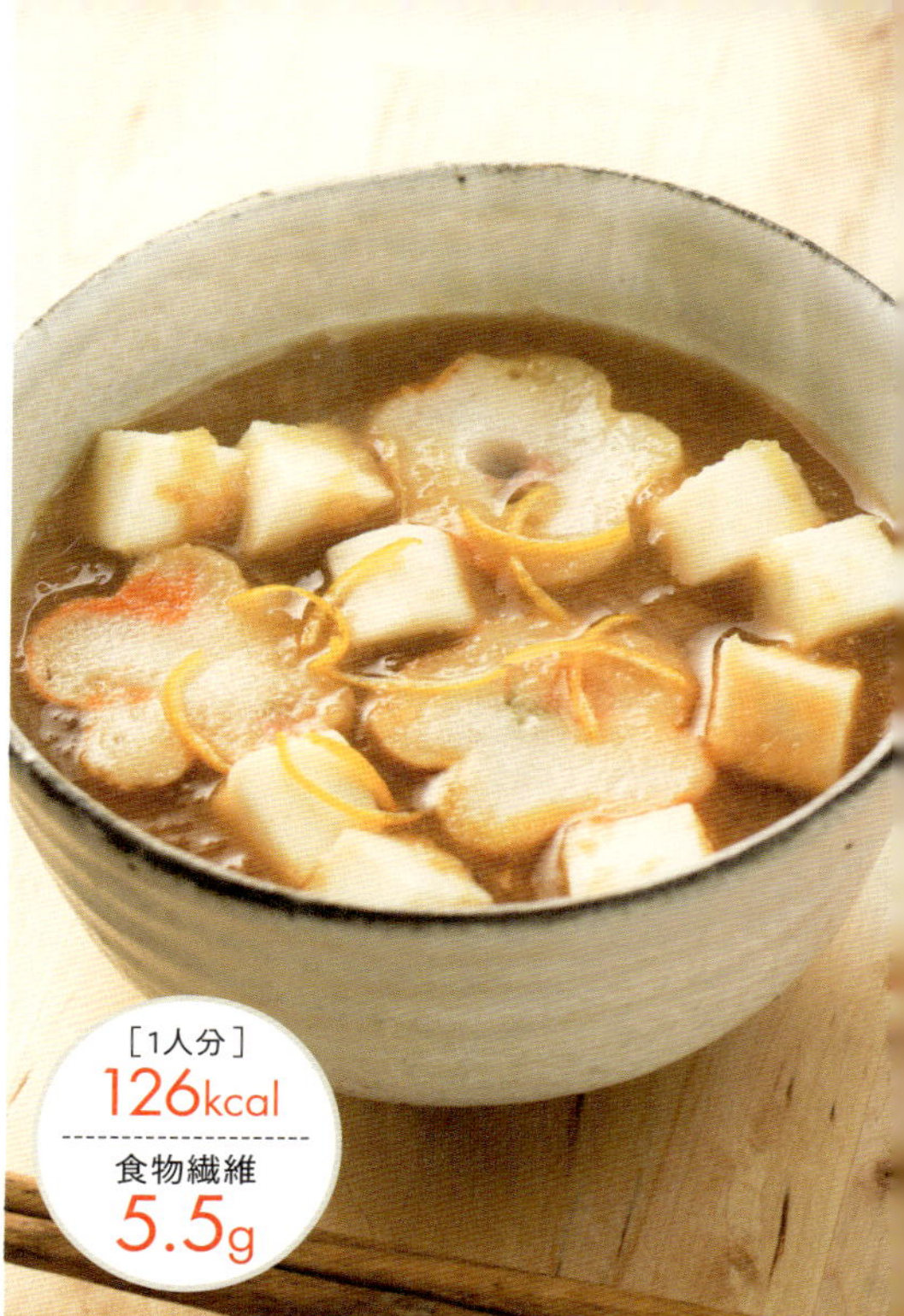

[1人分]
126kcal
食物繊維
5.5g

レタスのかさを減らして
食物繊維をたっぷりとる

レタスとしゃぶしゃぶ餅のみそ汁

便秘解消

材料(2人分)

長生きみそ玉 2個
しゃぶしゃぶ用餅 4枚
ちくわ 1本
レタス ...... 1/2個　いくら 大さじ1

作り方

1 レタスは芯をつけたまま、4等分のくし形に切る。ちくわは7mm厚さの斜め切りにする。
2 鍋にちくわ、水300ml(分量外)を入れ、蓋をしてひと煮立ちさせる。レタスを加え、少ししんなりとするまで1分加熱する。
3 火を止め、みそ玉を加えて溶かす。
4 器にレタス、ちくわを盛りつけ、鍋に残った汁に餅をくぐらせ、とろっとしたら器に盛る。汁を注いでいくらを添える。

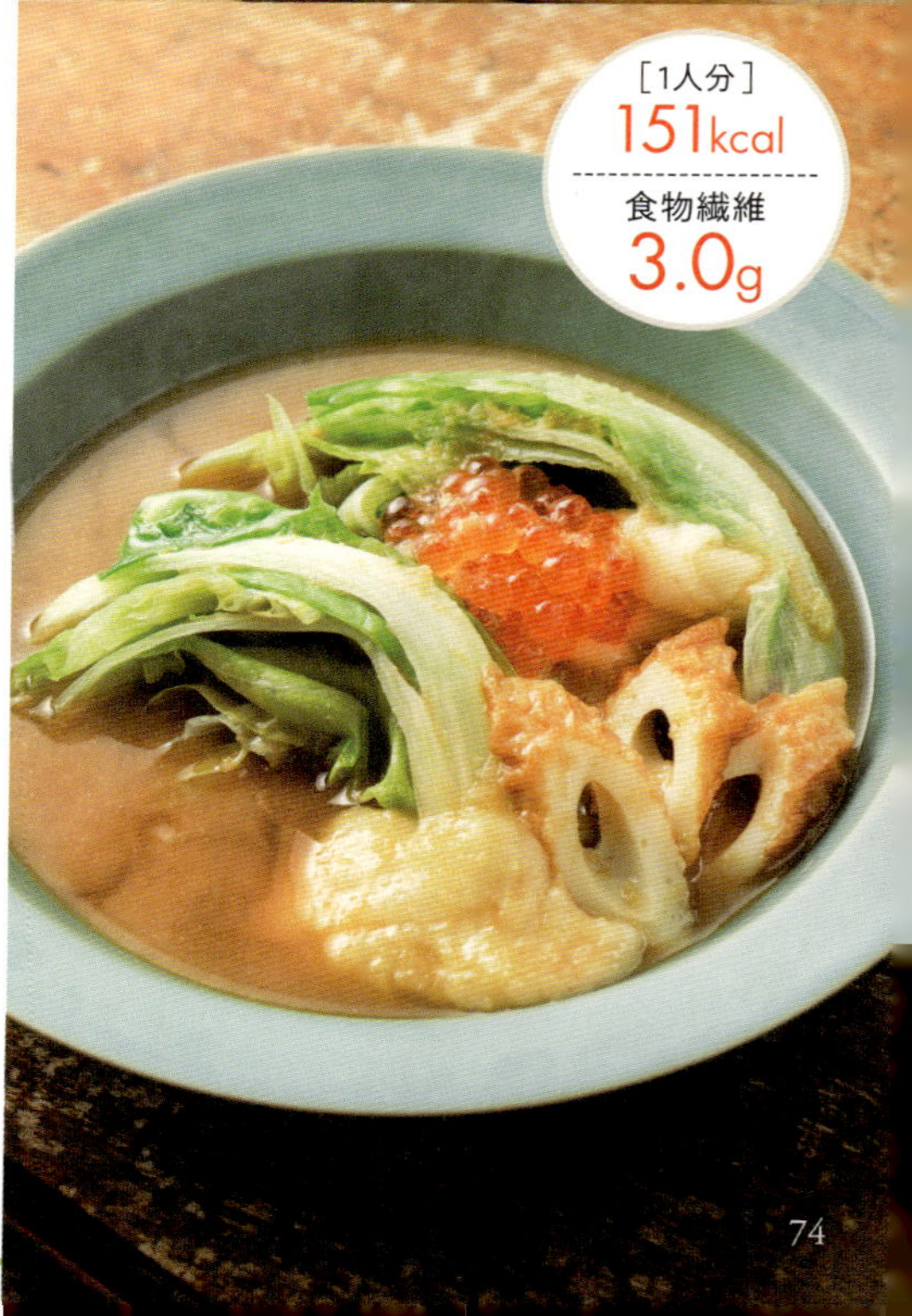

[1人分]
151kcal
食物繊維
3.0g

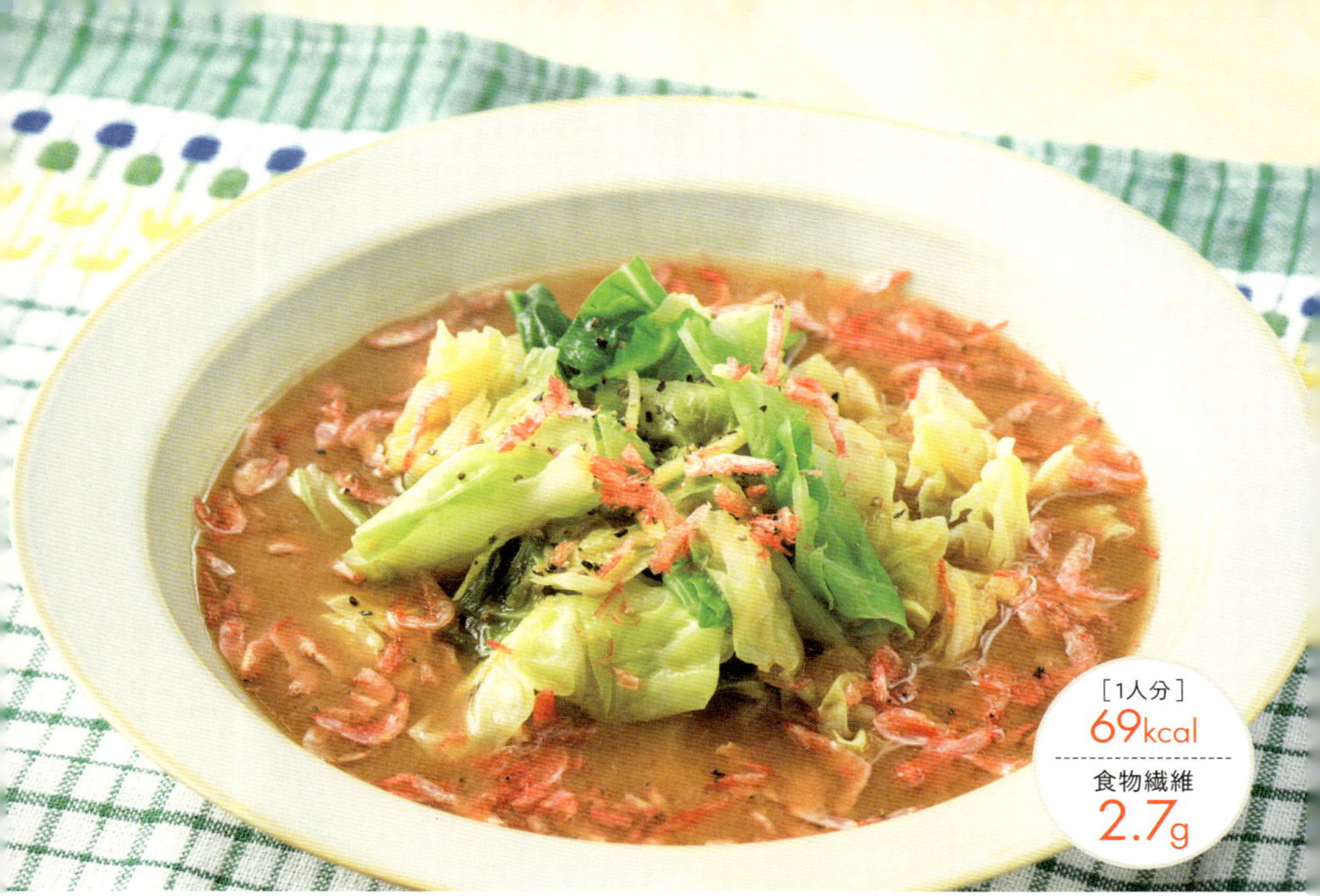

美肌効果のビタミンCがみそ汁に溶け出す

キャベツと桜えびのみそ汁

疲労回復　便秘解消

材料（2人分）

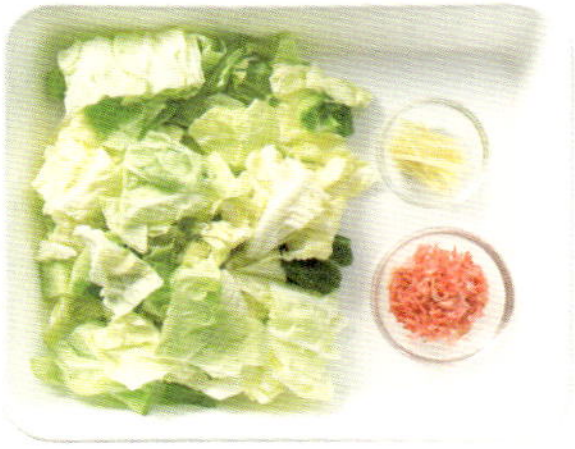

長生きみそ玉 …… 2個
桜えび …… 大さじ2
キャベツ …… 大4枚（150g）
しょうが …… 1かけ

作り方

1 キャベツは4cm幅のざく切りにする。しょうがはせん切りにする。
2 鍋にしょうが、水300ml（分量外）を入れ、蓋をしてひと煮立ちさせる。キャベツを加え、しんなりとするまで3～4分加熱する。
3 火を止め、みそ玉を加えて溶かす。桜えびを散らし、好みでこしょうを振る。

ポイント

キャベツの外側の葉や芯の部分にビタミンCやカルシウムが多く含まれます。なお、桜えびは牛乳の約6倍のカルシウムを含むほか、タウリンやDHAが豊富。なるべく無添加のものを選びましょう。

長生きみそ玉で作る

大豆製品のみそ汁

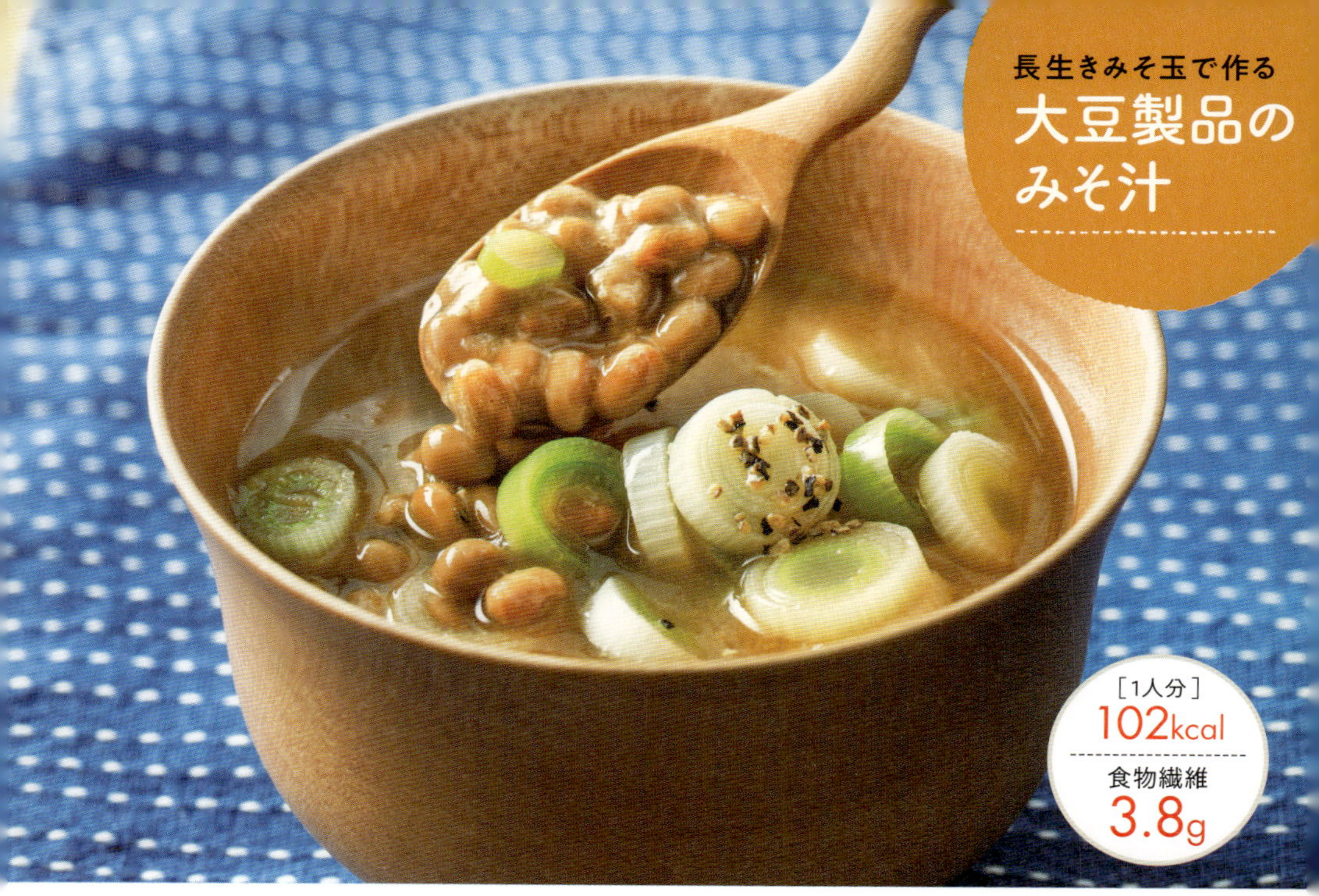

［1人分］
102kcal
食物繊維
3.8g

みそと納豆は味も栄養も相性がいい

ねぎだく納豆汁

疲労回復　高血圧予防

材料(2人分)

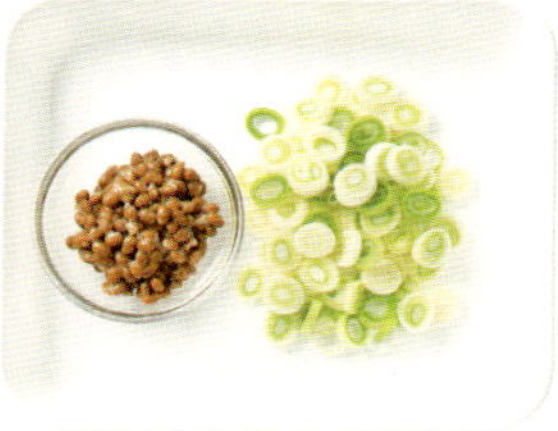

長生きみそ玉 2個
納豆 1パック
長ねぎ 80g

作り方

1 ねぎは小口切りにする。
2 鍋に水300ml（分量外）を入れ、蓋をしてひと煮立ちさせる。納豆、ねぎを加えてねぎが半透明になるまで1～2分加熱する。
3 火を止め、みそ玉を加えて溶かす。好みでこしょうを振る。

ポイント

納豆はイソフラボンや大豆サポニンなどのみそにも含まれる栄養素のほか、たんぱく質や脂質、炭水化物、ビタミン、ミネラルという人間が健康を維持するために必要不可欠な5大栄養素に加え、食物繊維も含みます。

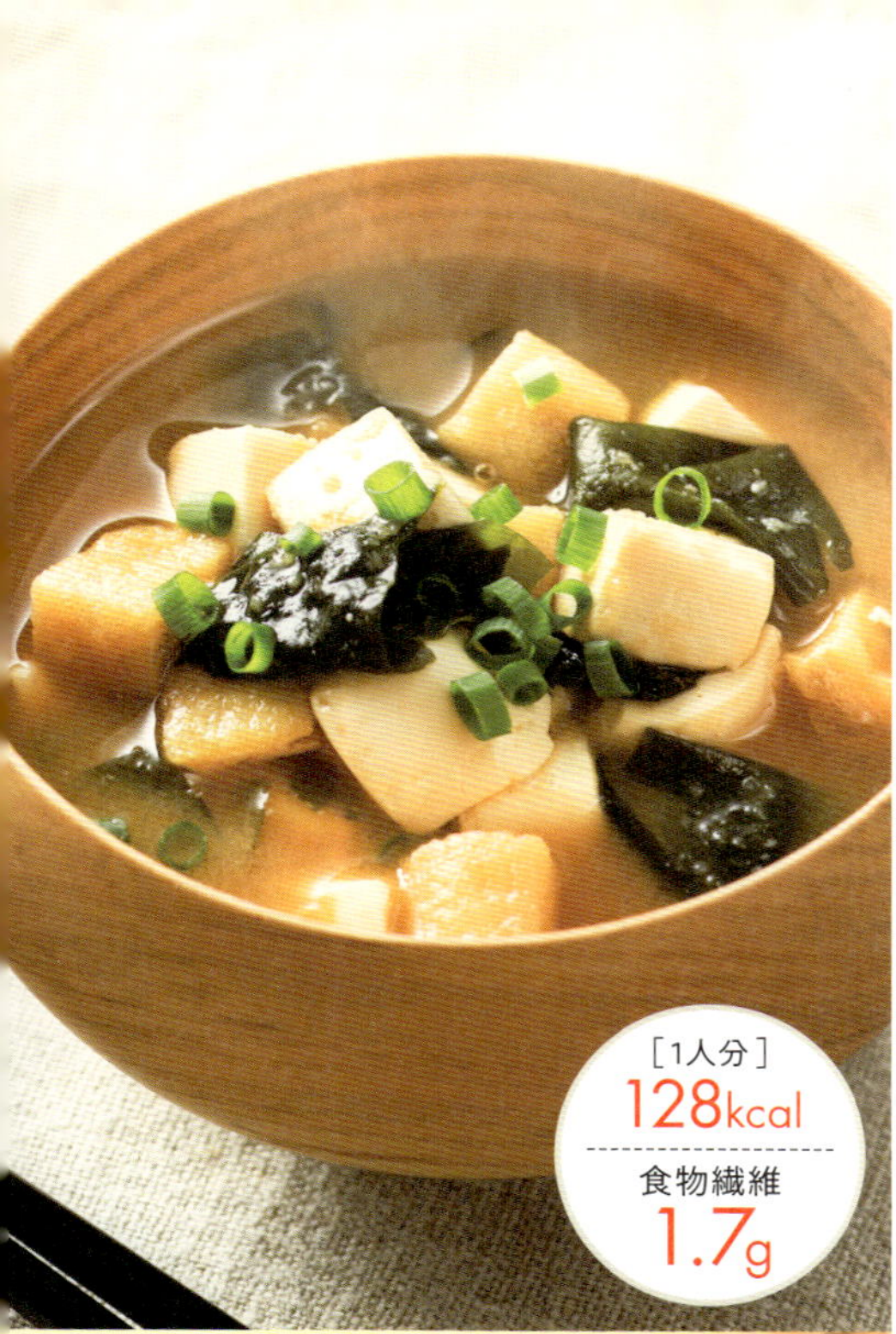

［1人分］
128kcal
食物繊維
1.7g

おなじみのみそ汁は栄養もばっちり！

豆腐とわかめのみそ汁

便秘解消

材料（2人分）

長生きみそ玉 2個
絹ごし豆腐 100g
油揚げ 1枚
乾燥わかめ 小さじ1

作り方

1 豆腐、油揚げは1cm角に切る。
2 鍋に油揚げを入れ、表面がカラカラとするまで乾炒りする。水300ml（分量外）を加え、蓋をしてひと煮立ちさせる。豆腐、わかめを加え、ひと煮立ちさせる。
3 火を止め、みそ玉を加えて溶かす。好みで小ねぎの小口切りを散らす。

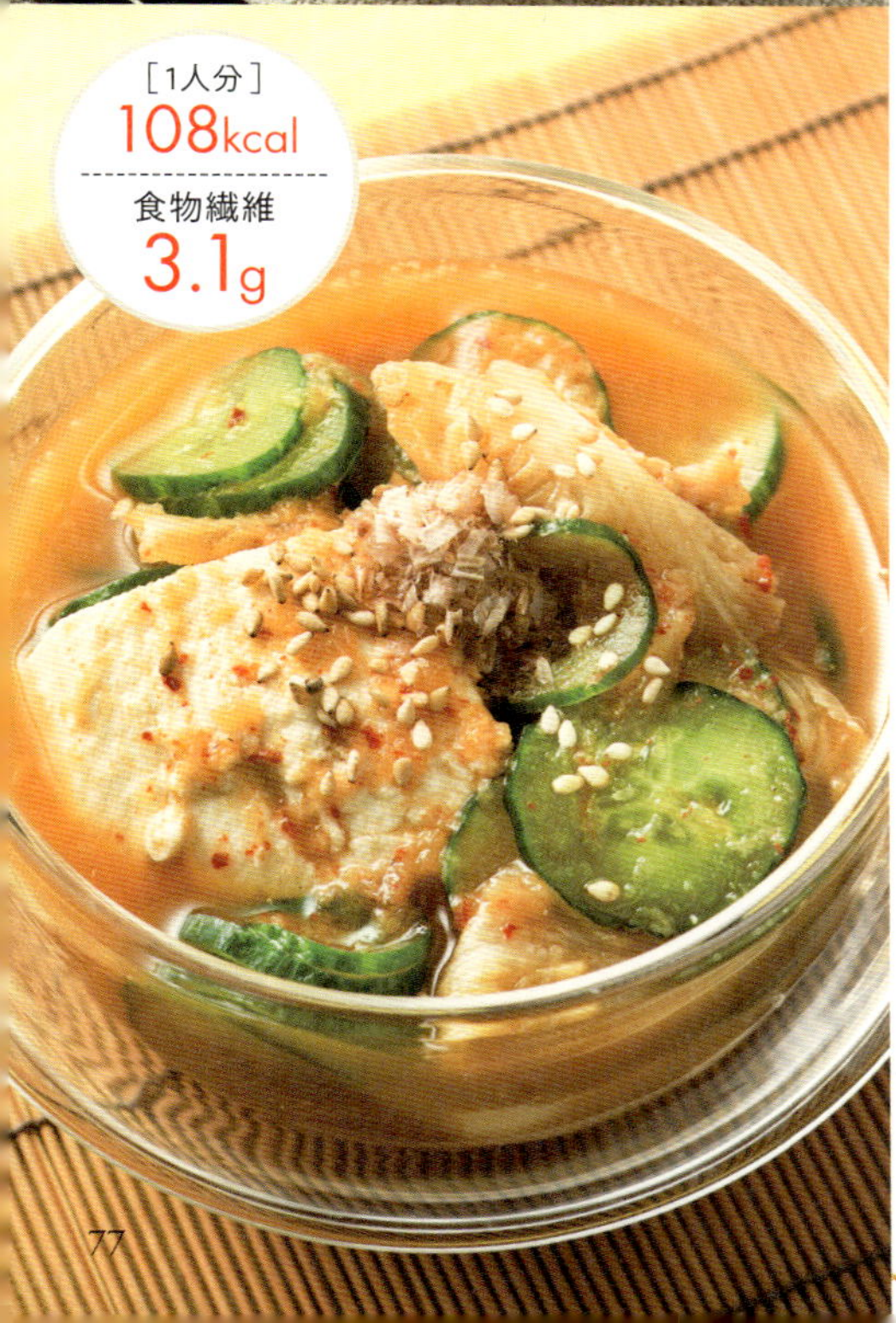

［1人分］
108kcal
食物繊維
3.1g

キムチの乳酸菌を
さっぱりと食べられる冷製みそ汁

豆腐とキムチの韓国風冷たいみそ汁

腸内環境を整える

材料（2人分）

長生きみそ玉 2個
絹ごし豆腐 150g
きゅうり 1本
白菜キムチ 80g

作り方

1 豆腐は半分に切る。きゅうりは薄い輪切りにし、塩少々（分量外）でもむ。しんなりとしたら水でさっと洗い、水けをしっかりとしぼる。
2 鍋に豆腐以外の材料、水300ml（分量外）を入れ、混ぜてみそ玉を溶かす。
3 それぞれの器に豆腐を入れ、2を注ぎ入れる。好みでごま、かつお節を振る。

酢の疲労回復パワーを
もっと欲しいときに

豆腐とえのきだけのすっぱ辛いみそ汁

疲労回復

材料(2人分)

長生きみそ玉 2個
木綿豆腐 150g
えのきだけ 100g
酢 大さじ1

作り方

1 豆腐は6等分に切る。えのきだけは2cm長さに切る。
2 鍋に1、水300ml（分量外）を入れ、蓋をしてひと煮立ちさせてから、約1分加熱する。
3 火を止め、みそ玉を加えて溶かし、酢をたらす。好みで小ねぎの小口切り、ごまを散らし、ラー油をかける。

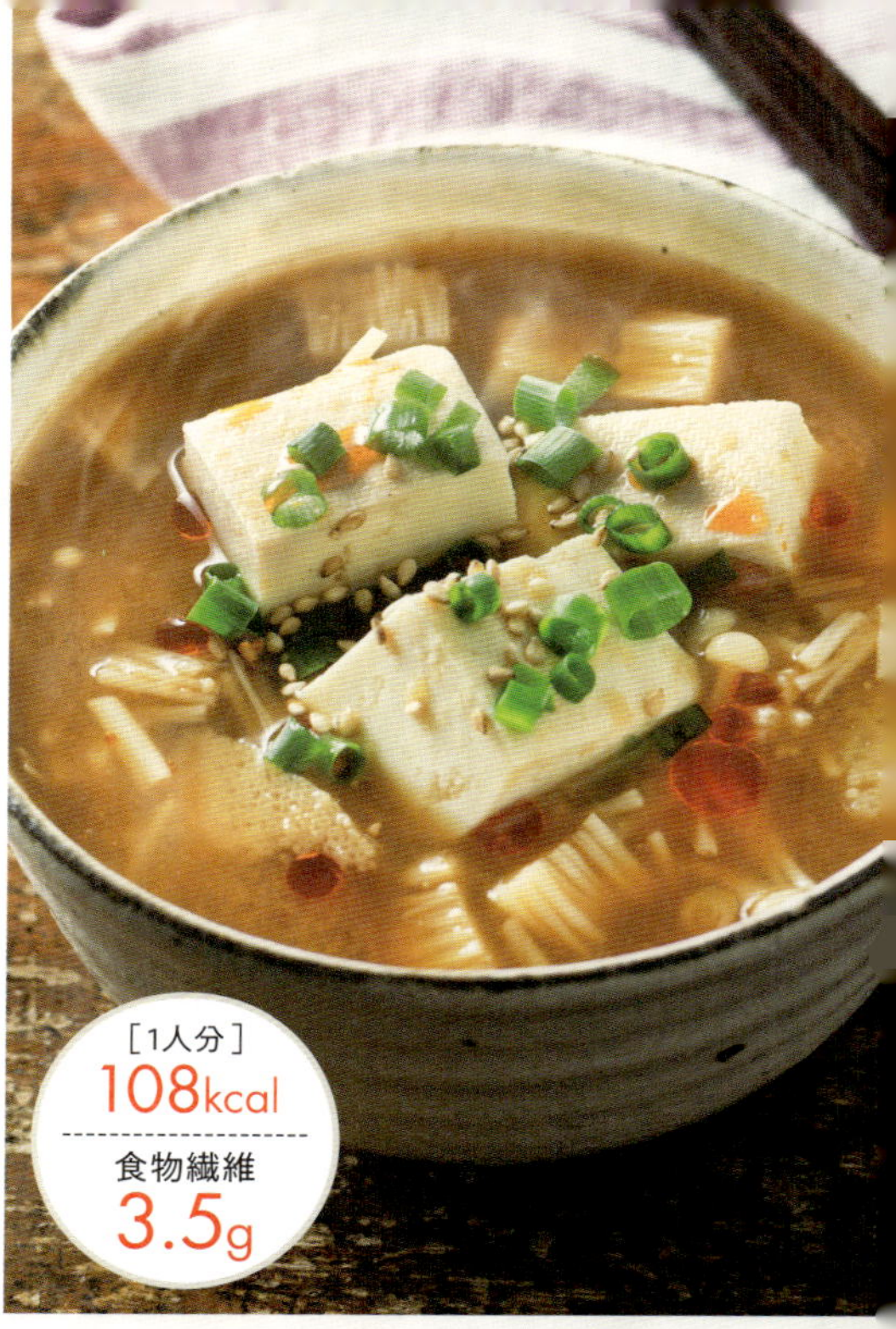
［1人分］
108kcal
食物繊維
3.5g

栄養満点！
酒粕の発酵パワー

厚揚げの酒粕汁

ガン予防

材料(2人分)

長生きみそ玉 2個
厚揚げ 100g
にんじん 1/3本
しいたけ 2枚
酒粕 40g

作り方

1 厚揚げは一口大に切る。にんじんは5mm厚さの輪切りにする。しいたけは石づきを取り除き、薄切りにする。酒粕は適当な大きさにちぎる。
2 鍋に厚揚げを入れ、表面を乾炒りする。しいたけ、にんじん、水300ml（分量外）を加え、蓋をしてひと煮立ちさせ、酒粕を混ぜながらよく溶かす。
3 火を止め、みそ玉を加えて溶かす。好みで小ねぎの小口切りを散らす。

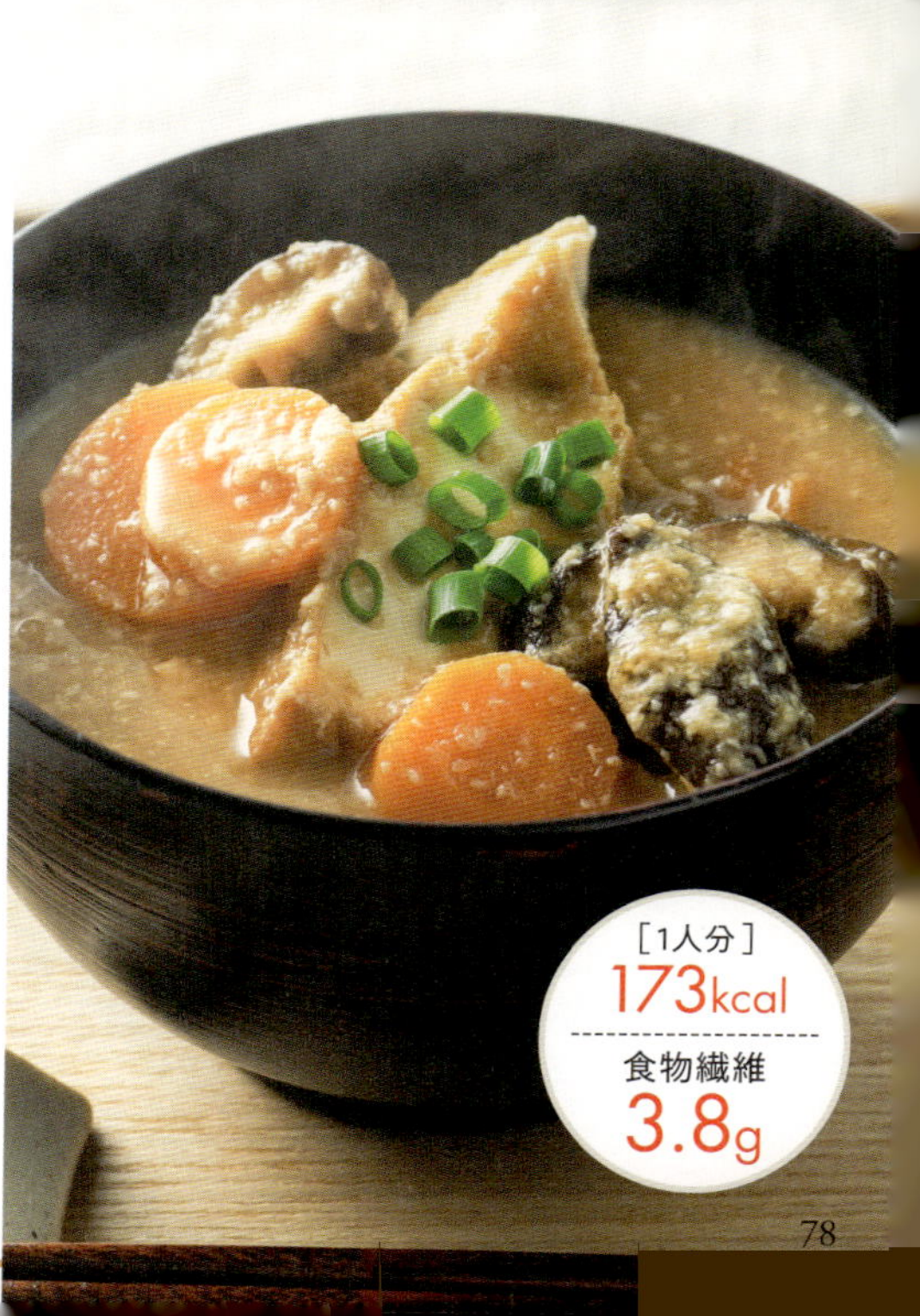
［1人分］
173kcal
食物繊維
3.8g

長生きみそ玉で作る
肉と卵のみそ汁

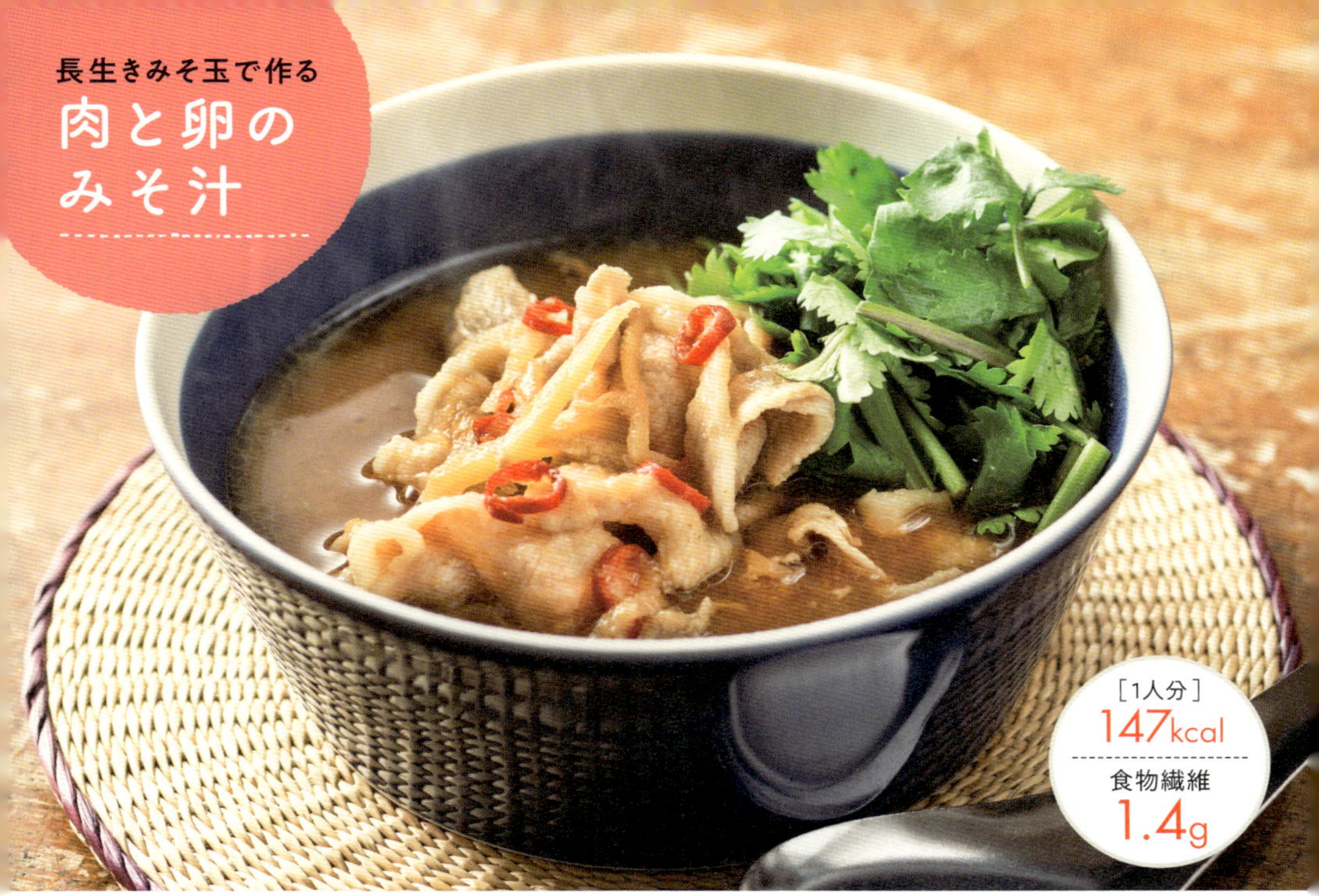

［1人分］
147kcal
食物繊維
1.4g

疲れを吹き飛ばすアジアン風
豚肉とパクチーのピリ辛みそ汁

疲労回復　食欲増進

材料(2人分)

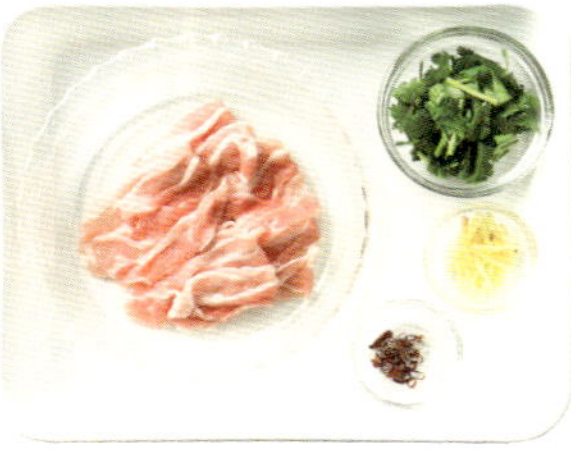

長生きみそ玉 2個
豚こま切れ肉 80g
パクチー 5本
しょうが 1かけ
唐辛子の小口切り 小さじ1/2

作り方

1 パクチーは1cm長さにざく切りにする。しょうがはせん切りにする。
2 鍋を熱し、豚肉、唐辛子、しょうがを入れて弱火で炒める。豚肉の色が変わったら、水300ml（分量外）を加え、蓋をしてひと煮立ちさせる。アクを取り除きながら1～2分加熱する。
3 火を止め、みそ玉を加えて溶かす。器に盛り、パクチーを添える。

ポイント

豚肉には、ビタミンB_1の疲労回復効果があります。脂分が気になる方は、赤身が多いこま切れ肉を選びましょう。アジアン料理に欠かせないパクチーには、胃腸にやさしい成分やビタミンCが含まれています。

かぼちゃにもビタミン類がいっぱい！

豚そぼろと
とろっとかぼちゃのみそ汁

免疫力アップ

材 料（2人分）

長生きみそ玉 …… 2個
豚ひき肉 …… 40g
かぼちゃ（種とワタを取り除いたもの）…… 100g
しょうが …… 1かけ

作り方

1 かぼちゃは種とワタを取り除き、1cm幅に切る。しょうがはすりおろす。
2 鍋にひき肉、しょうがを入れ、弱めの中火で炒める。ひき肉の色が変わってきたら、かぼちゃ、水 300ml（分量外）を加え、蓋をしてひと煮立ちさせる。アクを取り除きながらかぼちゃがやわらかくなるまで1～2分加熱する。
3 火を止め、みそ玉を入れて溶かす。好みでごまを振る。

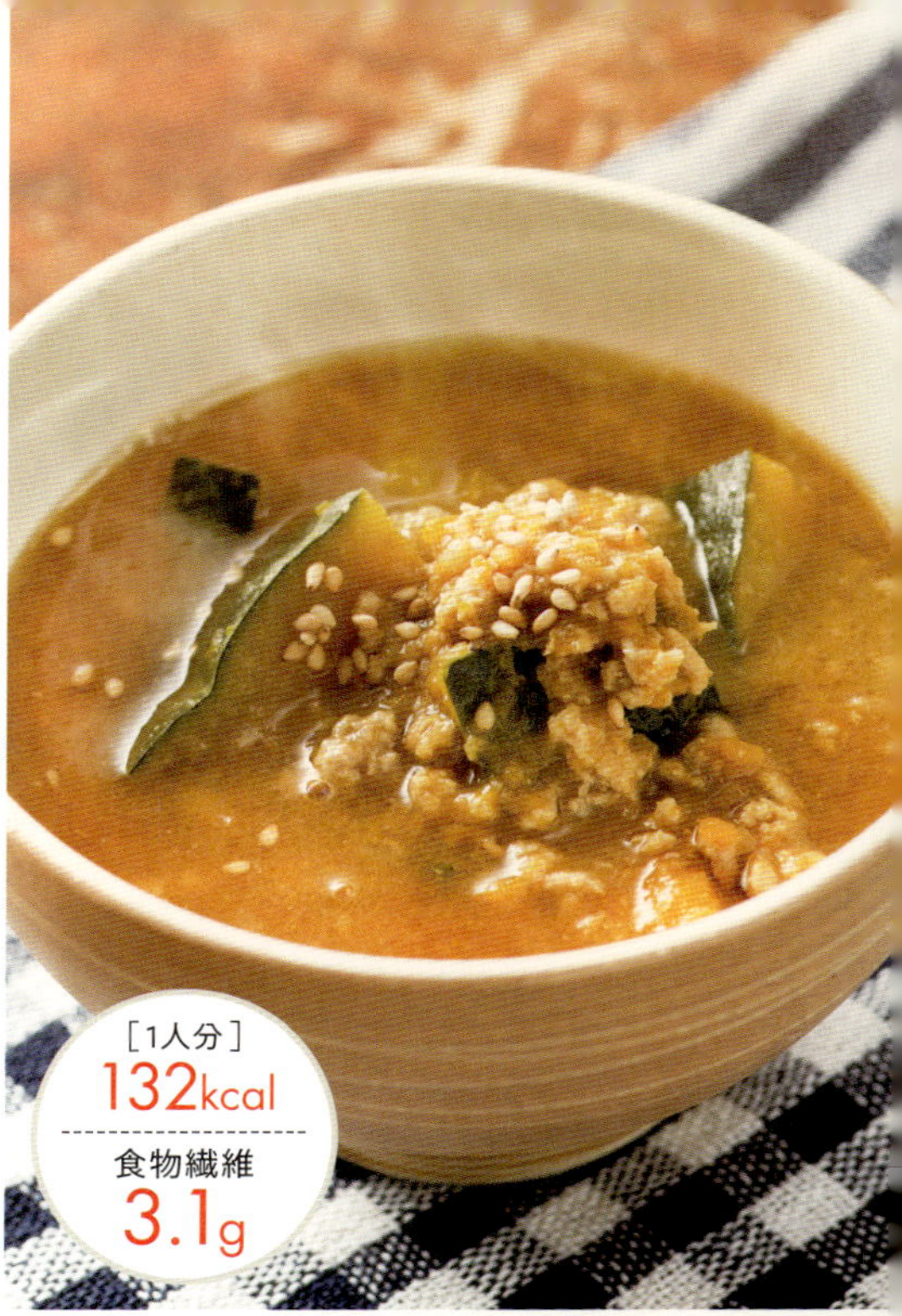

［1人分］
132kcal
食物繊維
3.1g

高たんぱく＆
低脂肪の鶏肉に春菊の香り

鶏肉と春菊のみそ汁

高血圧予防

材 料（2人分）

長生きみそ玉 …… 2個
鶏もも肉 …… 80g
大根 …… 80g
春菊 …… 2株（60g）　しょうが …… 1かけ

作り方

1 鶏肉は一口大のそぎ切りにする。大根は5mm厚さのいちょう切りにする。春菊は3cm長さのざく切りにする。しょうがはせん切りにする。
2 鍋に大根、しょうが、水 300ml（分量外）を入れ、蓋をしてひと煮立ちさせる。鶏肉を加え、アクを取り除きながら鶏肉と大根に火が通るまで4～5分加熱する。
3 春菊を加えてしんなりとしたら火を止め、みそ玉を入れて溶かす。好みでしょうがのせん切りを添える。

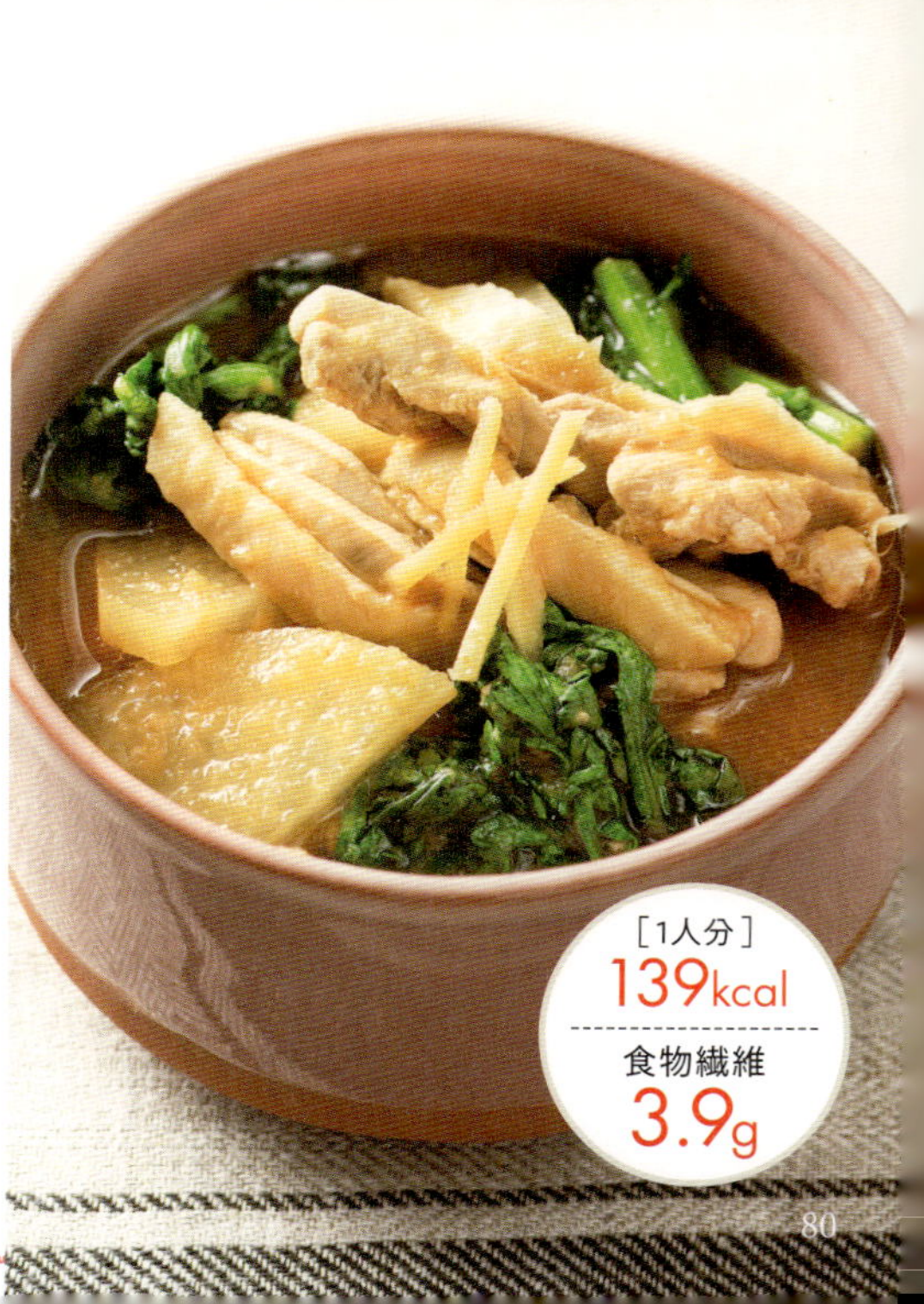

［1人分］
139kcal
食物繊維
3.9g

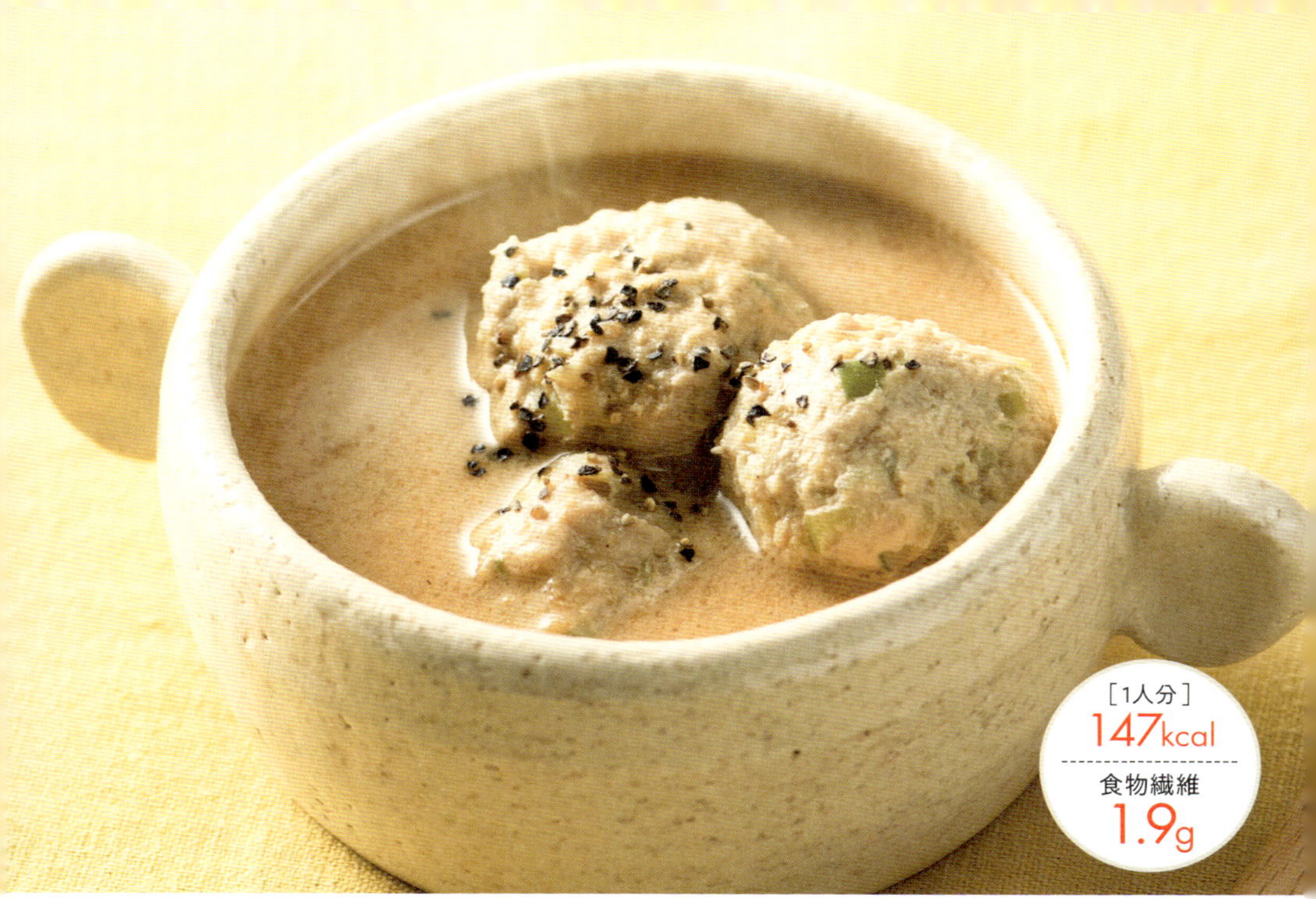

たんぱく質をこの１杯に凝縮

豆乳みそのお団子スープ

ダイエット効果　腸内環境を整える

材料（2人分）

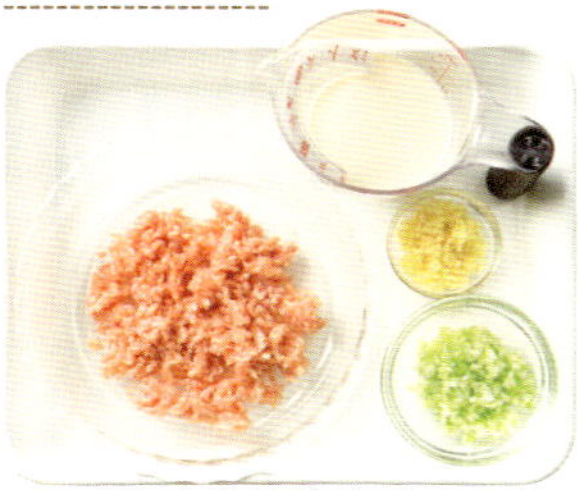

長生きみそ玉 2個
鶏ひき肉 80g
長ねぎ ...... 2/5本（40g）
しょうが 1かけ
調整豆乳 100ml

作り方

1 ボウルにひき肉、みじん切りにしたねぎ、しょうがを入れ、スプーンでよく混ぜ合わせる。
2 鍋に水200ml（分量外）を入れ、蓋をしてひと煮立ちさせる。1を8等分し、スプーンで球形に整えて加える。アクを取り除いて豆乳を加え、ひと煮立ちさせる。
3 火を止め、みそ玉を入れて溶かす。好みでこしょうを振る。

ポイント

豆乳は大豆製品なので、みそと同様に栄養が豊富。鶏ひき肉のたんぱく質と合わせて、ダイエットに必要な筋肉を作るためにも積極的にとりたい食品です。長ねぎとしょうがには、体を温める効果も。

1人でレタスを1/4個も 食べられます♪

そぼろ卵とレタスのみそ汁

材料(2人分)

免疫力アップ

長生きみそ玉 2個
溶き卵 2個分
レタス 1/2個
しょうが 1かけ
ごま油 小さじ1

作り方

1 レタスは3cm幅のざく切りにする。しょうがはせん切りにする。
2 鍋にごま油を熱し、溶き卵を流し入れて炒り卵を作って取り出す。
3 同じ鍋に水300ml（分量外）、しょうがを入れ、蓋をしてひと煮立ちさせる。2、レタスを加え、混ぜながら約30秒加熱する。
4 火を止め、みそ玉を加えて溶かす。好みでこしょうを振る。

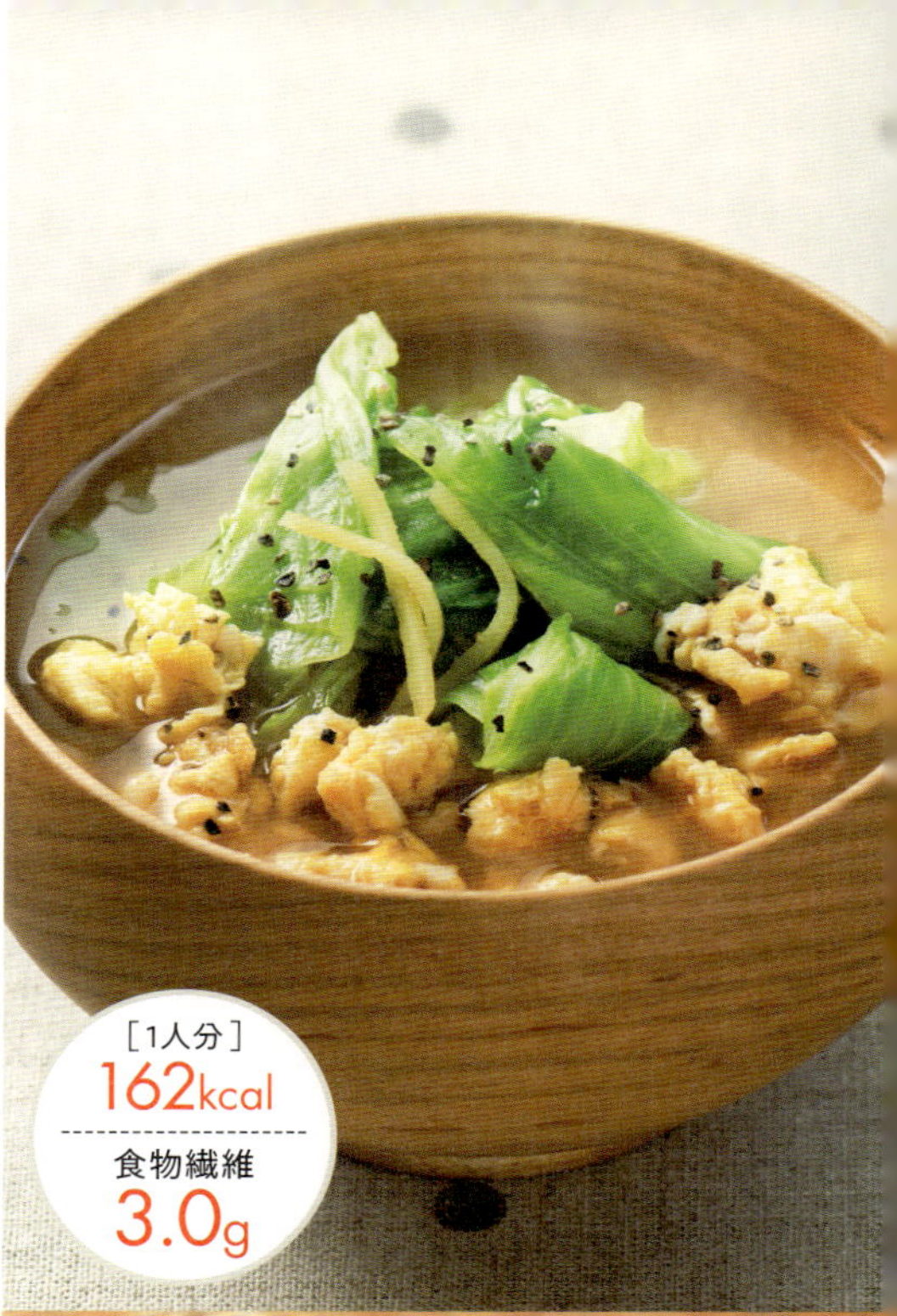

［1人分］
162kcal
食物繊維
3.0g

みょうがの香りで リラックス♪

ふんわり卵と香り野菜のみそ汁

材料(2人分)

食欲増進

長生きみそ玉 2個
溶き卵 2個分
みょうが 2個
小ねぎ ...... 5本　　しょうが 1かけ

作り方

1 みょうがは縦半分に切り、5mm厚さの斜め切りにする。ねぎは2cm長さに切る。しょうがはせん切りにする。
2 鍋にしょうが、水300ml（分量外）を入れ、蓋をしてひと煮立ちさせる。
3 溶き卵を糸状に流し入れ、ふんわりと浮いてきたら、みょうが、ねぎを加えて約30秒加熱する。
4 火を止め、みそ玉を加えて溶かす。好みでごまを振る。

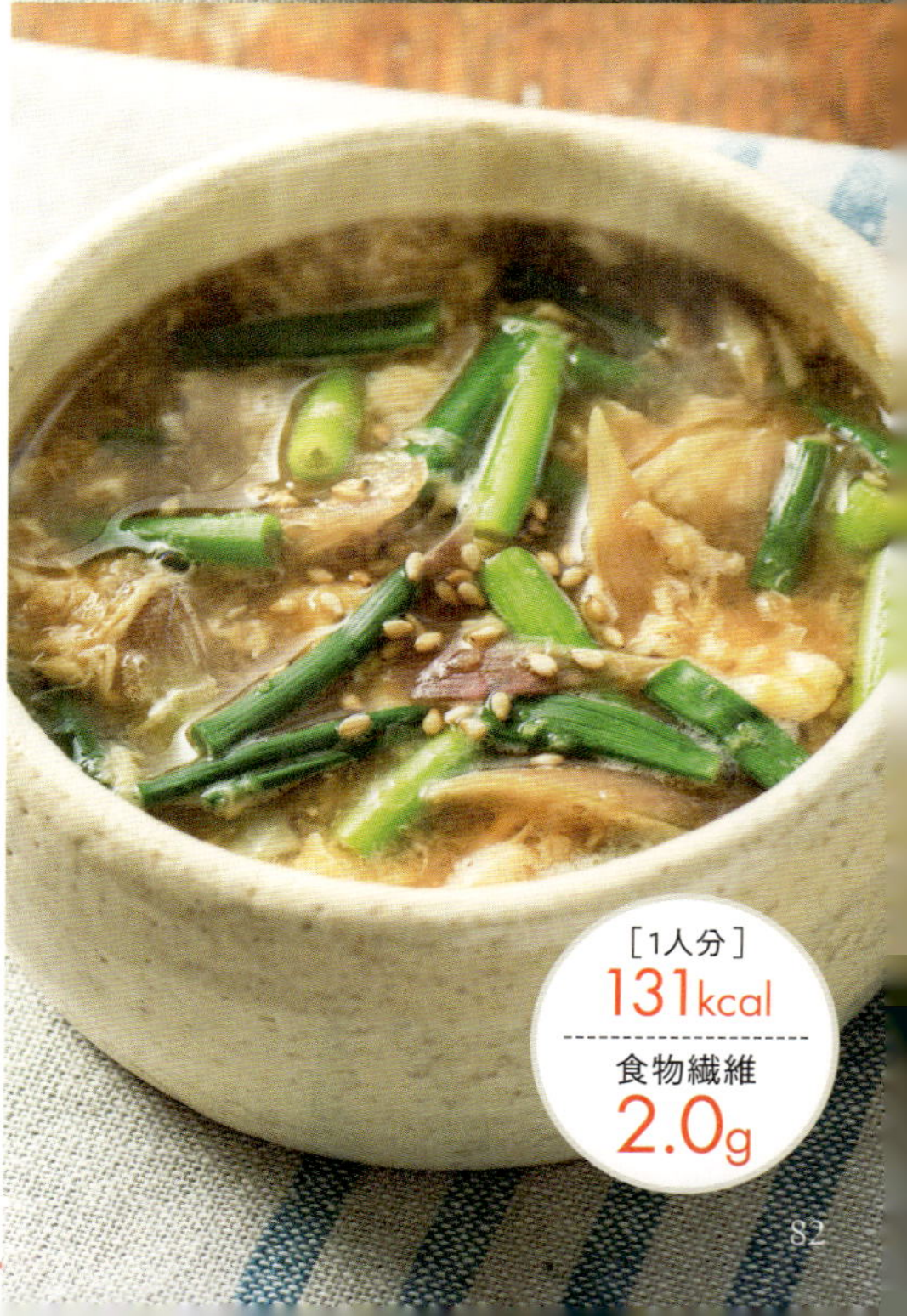

［1人分］
131kcal
食物繊維
2.0g

長生きみそ玉で作る
魚介類のみそ汁

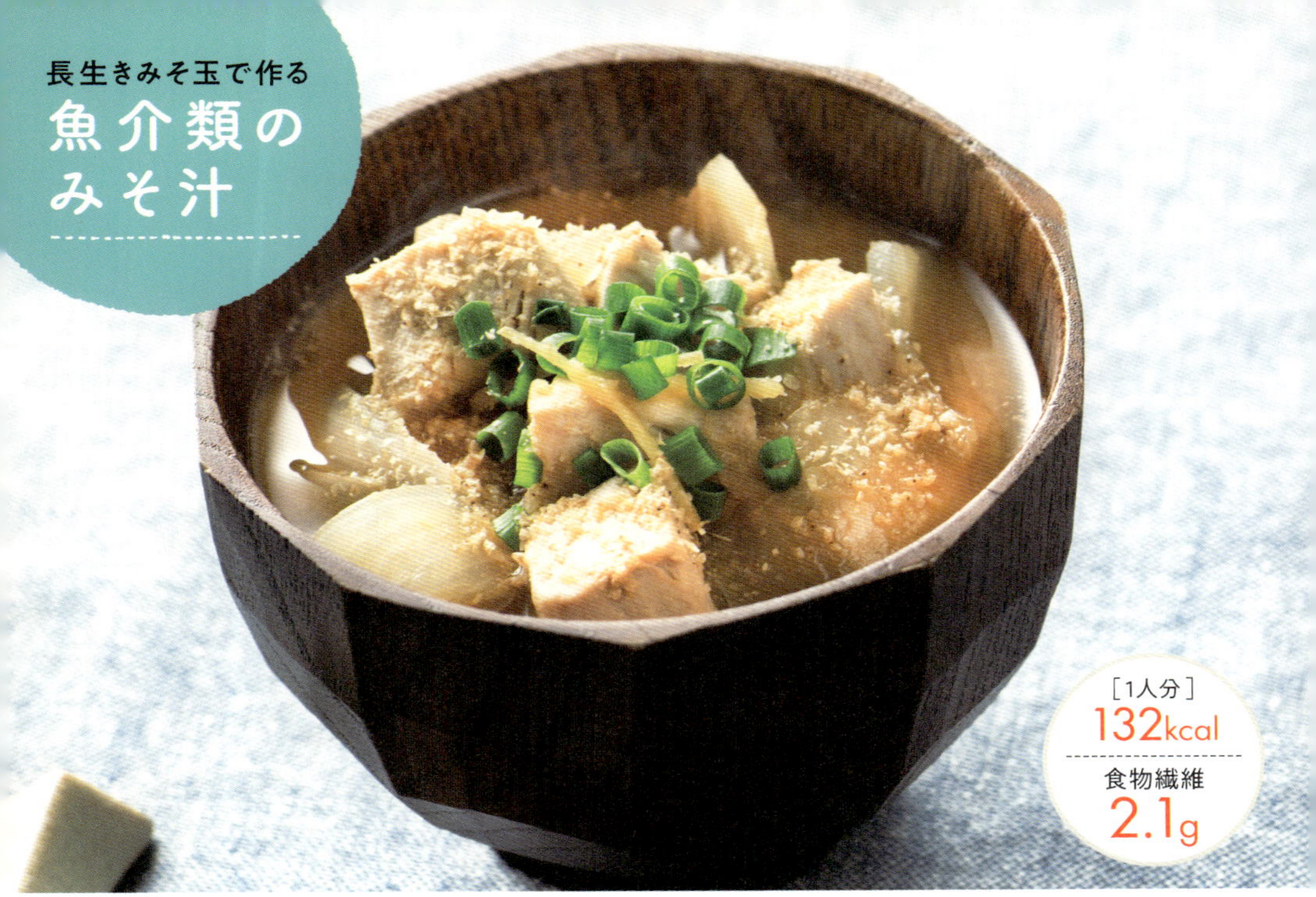

［1人分］
132kcal
食物繊維
2.1g

みんなが大好きなまぐろは栄養の宝庫
まぐろと玉ねぎのみそ汁

脳を活性化　高血圧予防

材料(2人分)

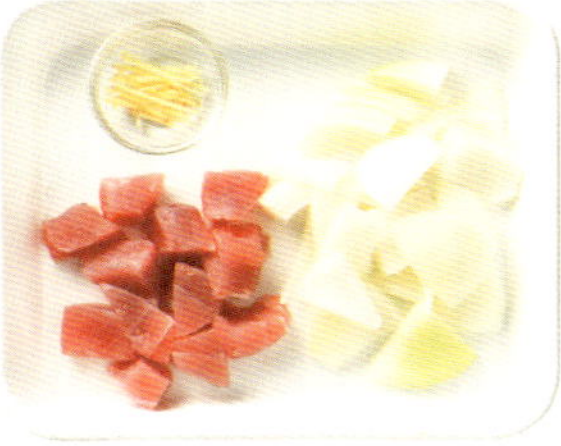

長生きみそ玉 …… 2個
まぐろ刺し身のあら …… 100g
玉ねぎ …… 1/2個
しょうが …… 1かけ
酒 …… 大さじ1

作り方

1 まぐろは大きければ一口大に切る。玉ねぎは一口大に切る。しょうがはせん切りにする。
2 鍋に玉ねぎ、しょうが、酒、水 300ml(分量外)を入れ、蓋をしてひと煮立ちさせる。まぐろを加え、アクを取り除きながら、玉ねぎがやわらかくなるまで4〜5分加熱する。
3 火を止め、みそ玉を加えて溶かす。好みですりごまや小ねぎの小口切りを散らす。

ポイント

まぐろには、悪玉コレステロールを減らしたり、脳の老化防止作用があるDHAのほか、血流をよくし、高血圧の改善が期待されるEPAという成分もあります。また、脂肪の酸化を防ぐセレンやストレス抑止効果のタウリンも。

タウリンいっぱいの
えびをドーンと！

えびと
アスパラガスのみそ汁

材料（2人分）

疲労
回復

長生きみそ玉 …… 2個
有頭えび …… 4尾
アスパラガス …… 2本
酒 …… 大さじ2

作り方

1 えびは殻、尾、背ワタを取り除き、よく洗う（頭は捨てない）。アスパラガスはかたい部分をピーラーで削り、4cm 厚さの斜め切りにする。
2 鍋にえびの頭、酒、水 300ml（分量外）を入れ、蓋をしてひと煮立ちさせる。アクを取り除き、えび、アスパラガスを加えて火が通るまで約 1 分加熱する。
3 火を止め、みそ玉を加えて溶かす。

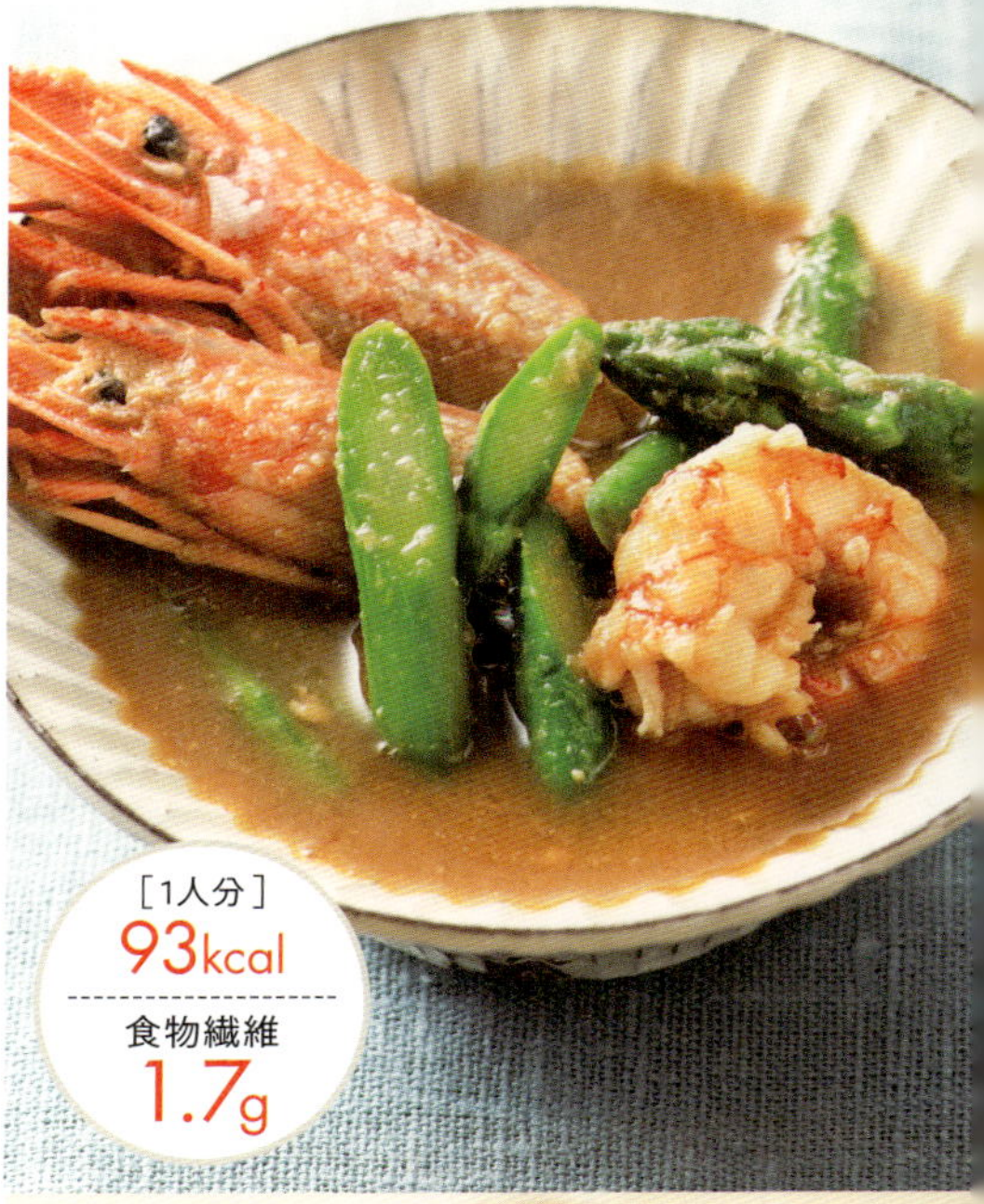

［1人分］
93kcal
食物繊維
1.7g

マッシュルームにもストレス抑止効果を期待

えびとマッシュルームのみそ汁

材料（2人分）

ストレス
解消

長生きみそ玉 …… 2個
えび …… 4尾
マッシュルーム …… 6個
おろしにんにく（チューブでも）
…… 小さじ2/3　　白ワイン …… 大さじ1

作り方

1 えびは殻を外して背ワタを取り除き、3等分に切って洗う。マッシュルームは半分に切る。
2 鍋ににんにく、マッシュルーム、白ワイン、水 300ml（分量外）を入れ、蓋をしてひと煮立ちさせる。えびを加え、アクを取り除いてえびに火が通るまで 1 ～ 2 分加熱する。
3 火を止め、みそ玉を加えて溶かす。好みでオリーブオイルをたらし、ドライパセリを振る。

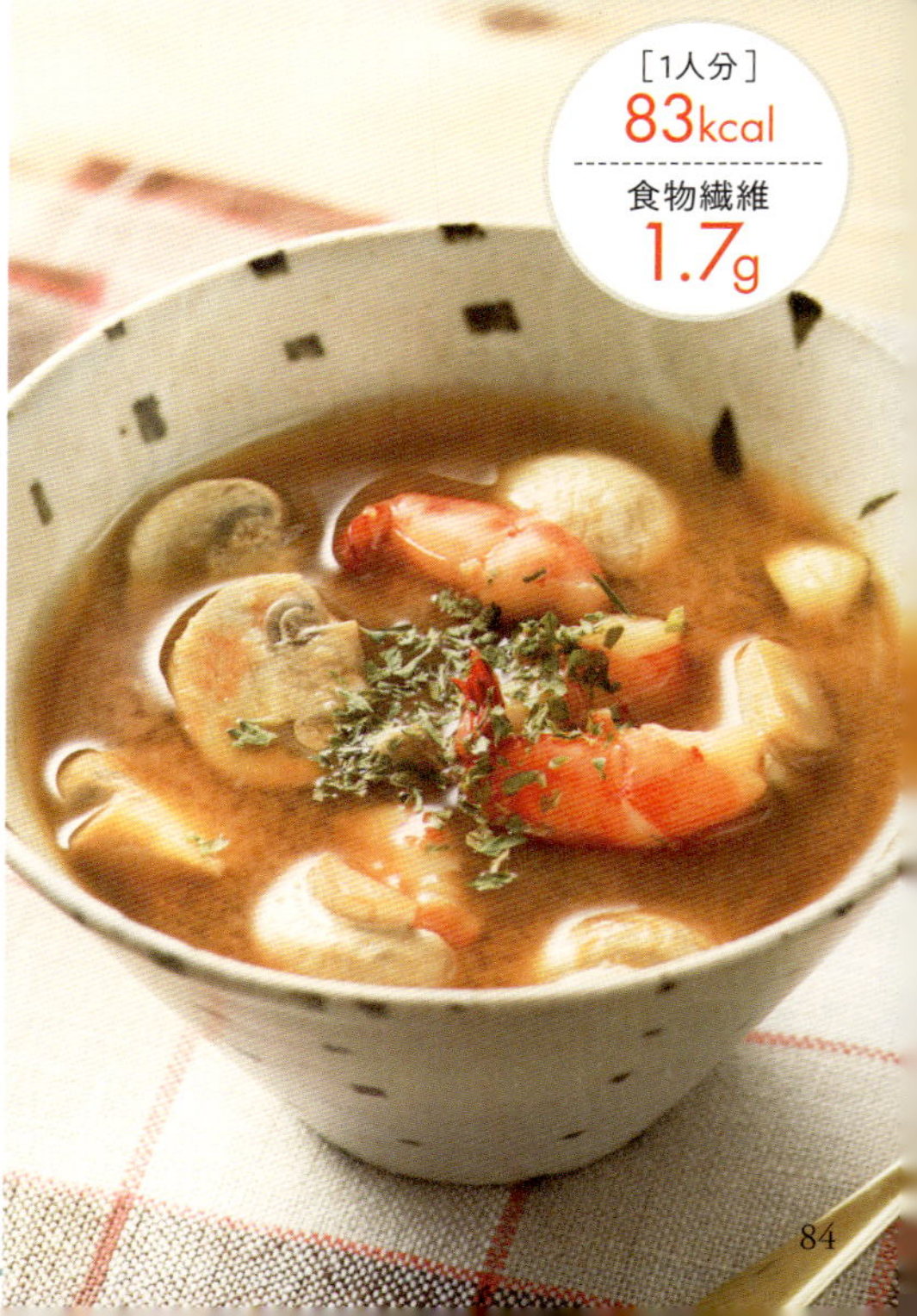

［1人分］
83kcal
食物繊維
1.7g

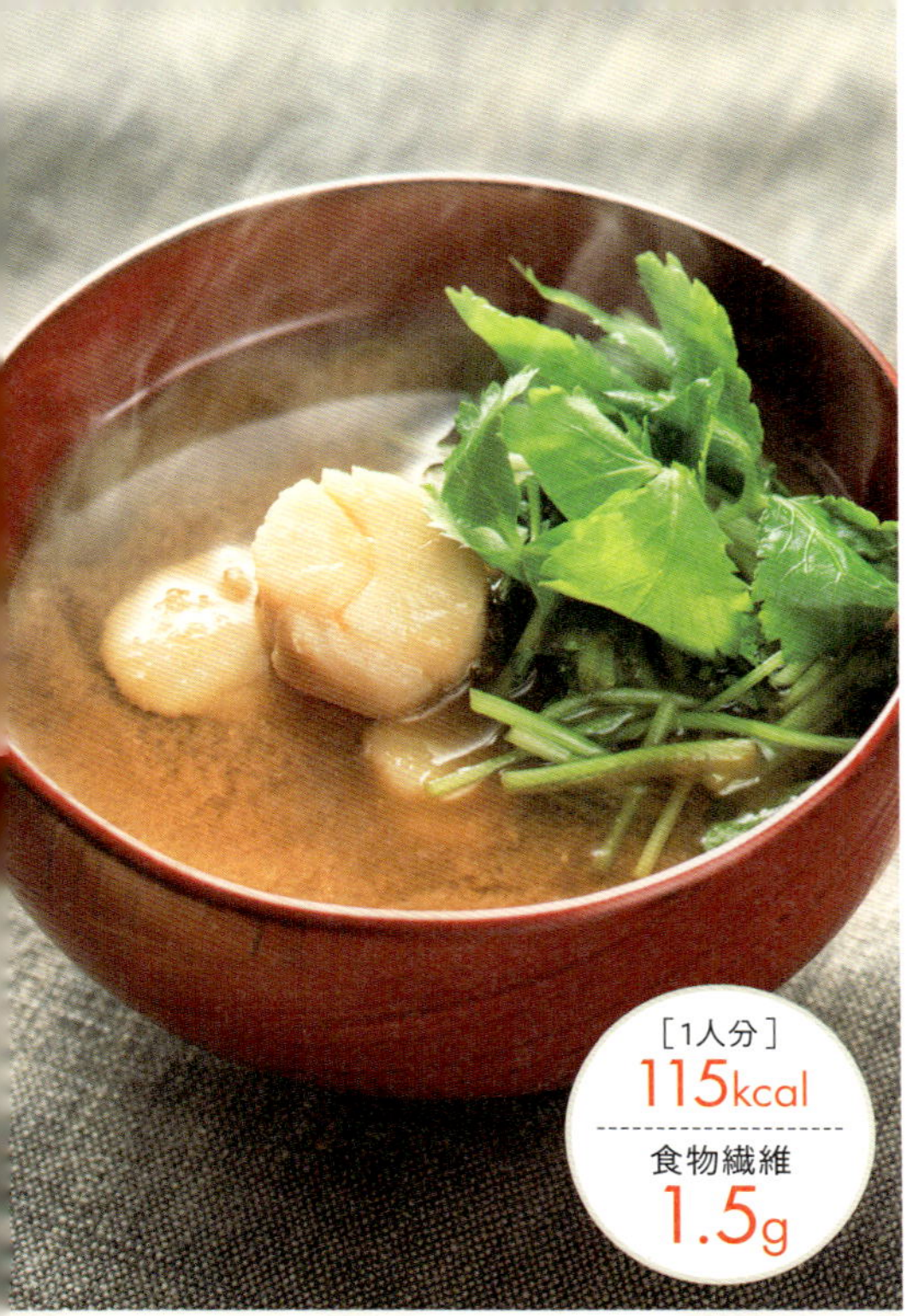
［1人分］
115kcal
食物繊維
1.5g

たんぱく質のかたまり、
ほたて!

ほたてと三つ葉のみそ汁

ダイエット効果

材料（2人分）

長生きみそ玉 …… 2個
ほたて
（貝柱やボイルほたてでも）…… 6個
三つ葉 …… 1束

作り方

1 三つ葉は2cm長さにざく切りにする。
2 鍋に水300ml（分量外）を入れ、蓋をしてひと煮立ちさせる。ほたてを加え、火が通るまで約1分加熱する。
3 火を止め、みそ玉を加えて溶かす。器に盛りつけ、1を添える。

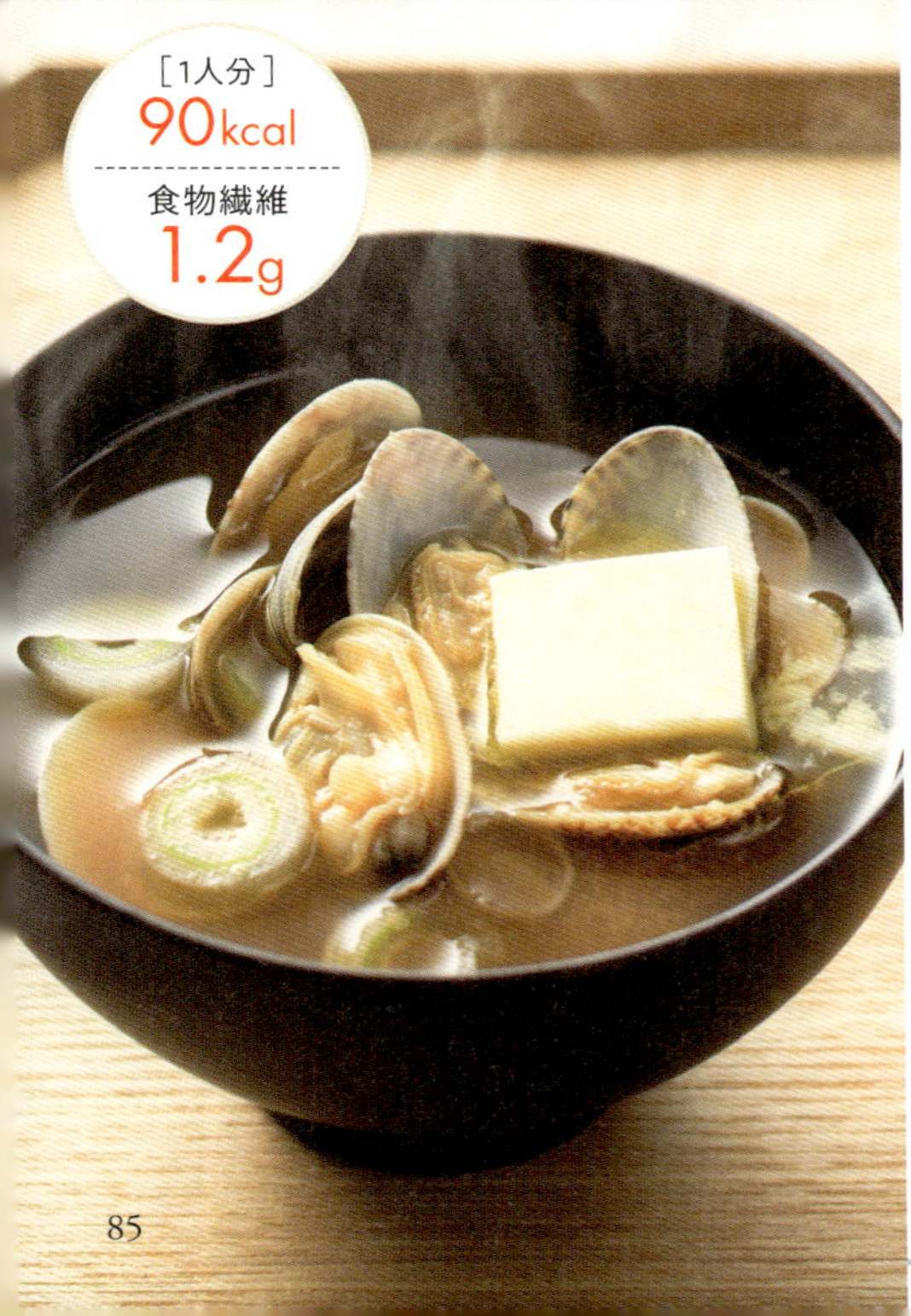
［1人分］
90kcal
食物繊維
1.2g

あさりとにんにくのパワーで疲労とさようなら

あさりと にんにくバターのみそ汁

疲労回復

材料（2人分）

長生きみそ玉 …… 2個
あさり …… 120g
おろしにんにく（チューブでも）
…… 小さじ2/3
バター …… 10g

作り方

1 あさりは砂抜きをしてボウルに入れ、水の中でこすり洗いをする。
2 鍋に1、おろしにんにく、水300ml（分量外）を入れて蓋をし、ひと煮立ちさせる。あさりが開いたらアクを取り除く。
3 火を止め、みそ玉を入れて溶かす。器に盛りつけ、バターを添えて好みで長ねぎの小口切りを散らす。

長生きみそ玉で作る
海藻・ストック食材のみそ汁

ひじきにはカルシウムと
食物繊維とマグネシウムが豊富！
ひじきとごまのみそ汁

便秘解消

材料（2人分）

長生きみそ玉 …… 2個
ひじき …… 大さじ1
カリカリ梅 …… 2個
しその葉 …… 4枚
すりごま …… 大さじ3

作り方

1 カリカリ梅は粗く刻み、種を取り除く。しその葉は1cm角の色紙切りにする。
2 鍋に水300ml（分量外）を入れ、蓋をしてひと煮立ちさせる。ひじきを加え、蓋をして火を止めてひじきが戻るまで8分置く。再度ひと煮立ちさせる。
3 すりごまを加えて火を止め、みそ玉を加えて溶かす。器に盛り、1を加える。

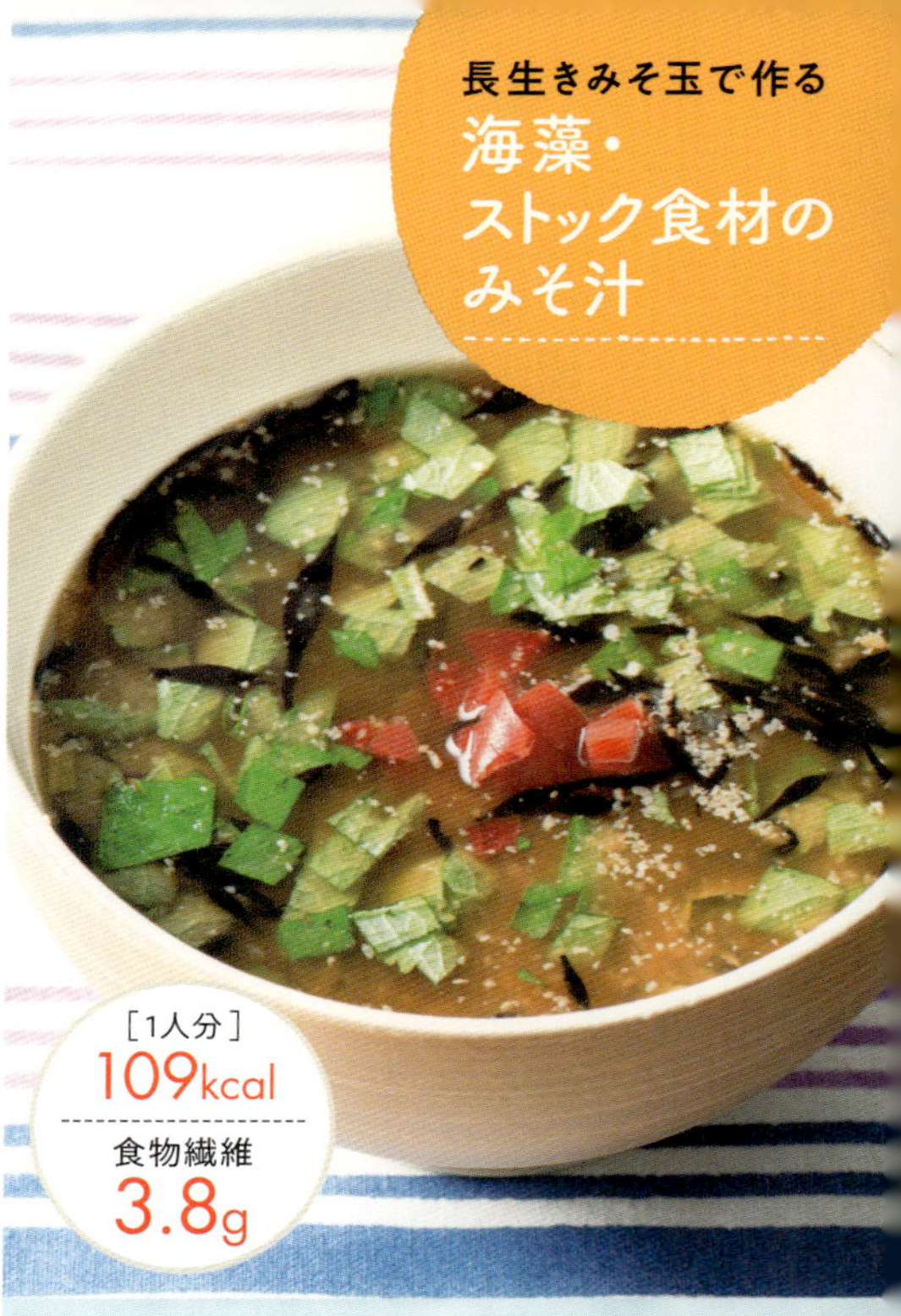

［1人分］
109kcal
食物繊維
3.8g

水溶性食物繊維の
フコダインが免疫力も強化
もずくとおくらのみそ汁

免疫力アップ

材料（2人分）

長生きみそ玉 …… 2個
もずく …… 1パック（80g）
おくら …… 4本
もやし …… 1/2袋（100g）

作り方

1 おくらは小口切りにする。
2 鍋にもやし、水300ml（分量外）を入れ、蓋をしてひと煮立ちさせる。1、もずくを加え、約1分加熱する。
3 火を止め、みそ玉を加えて溶かす。好みでごまを振り、ごま油をたらす。

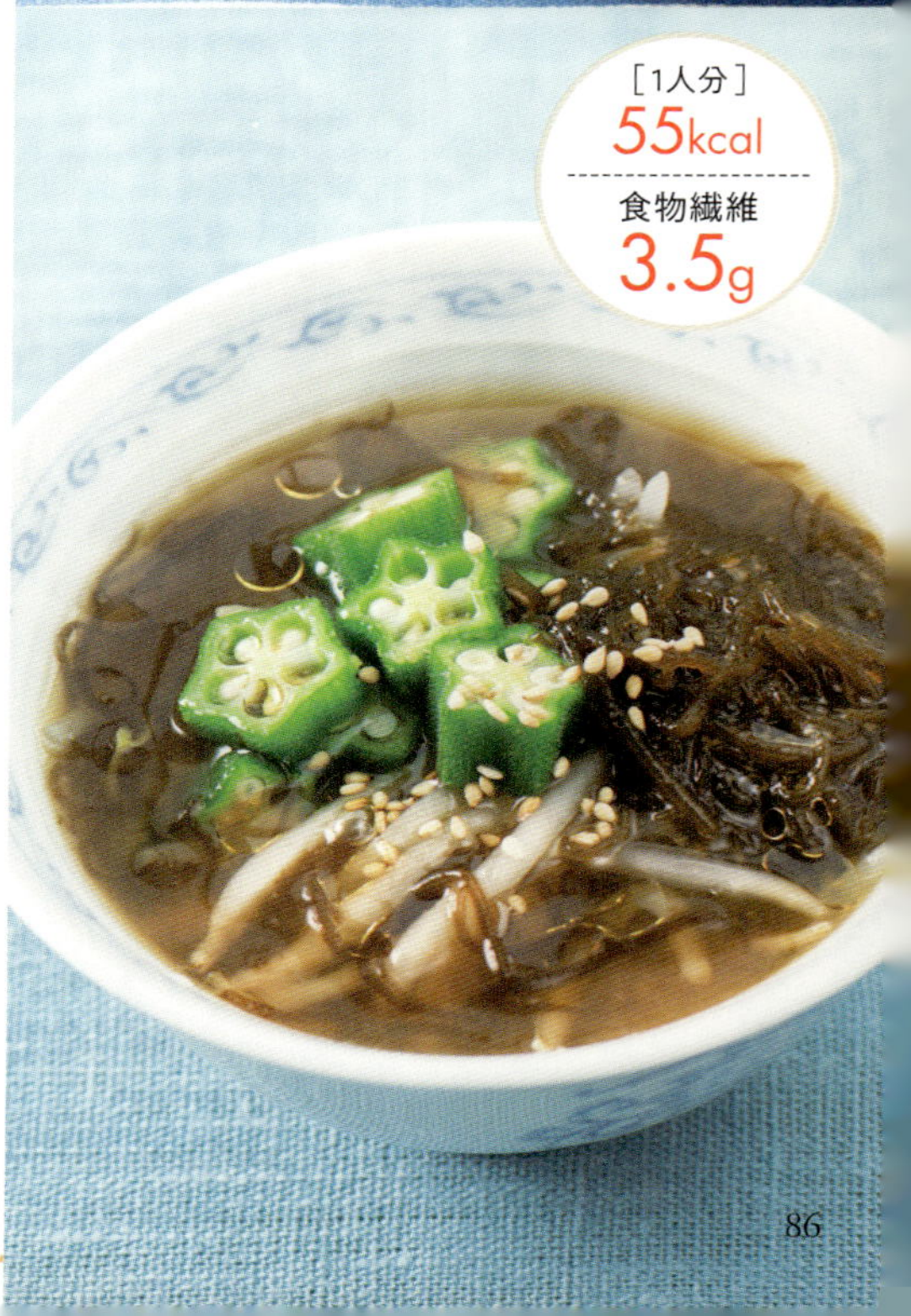

［1人分］
55kcal
食物繊維
3.5g

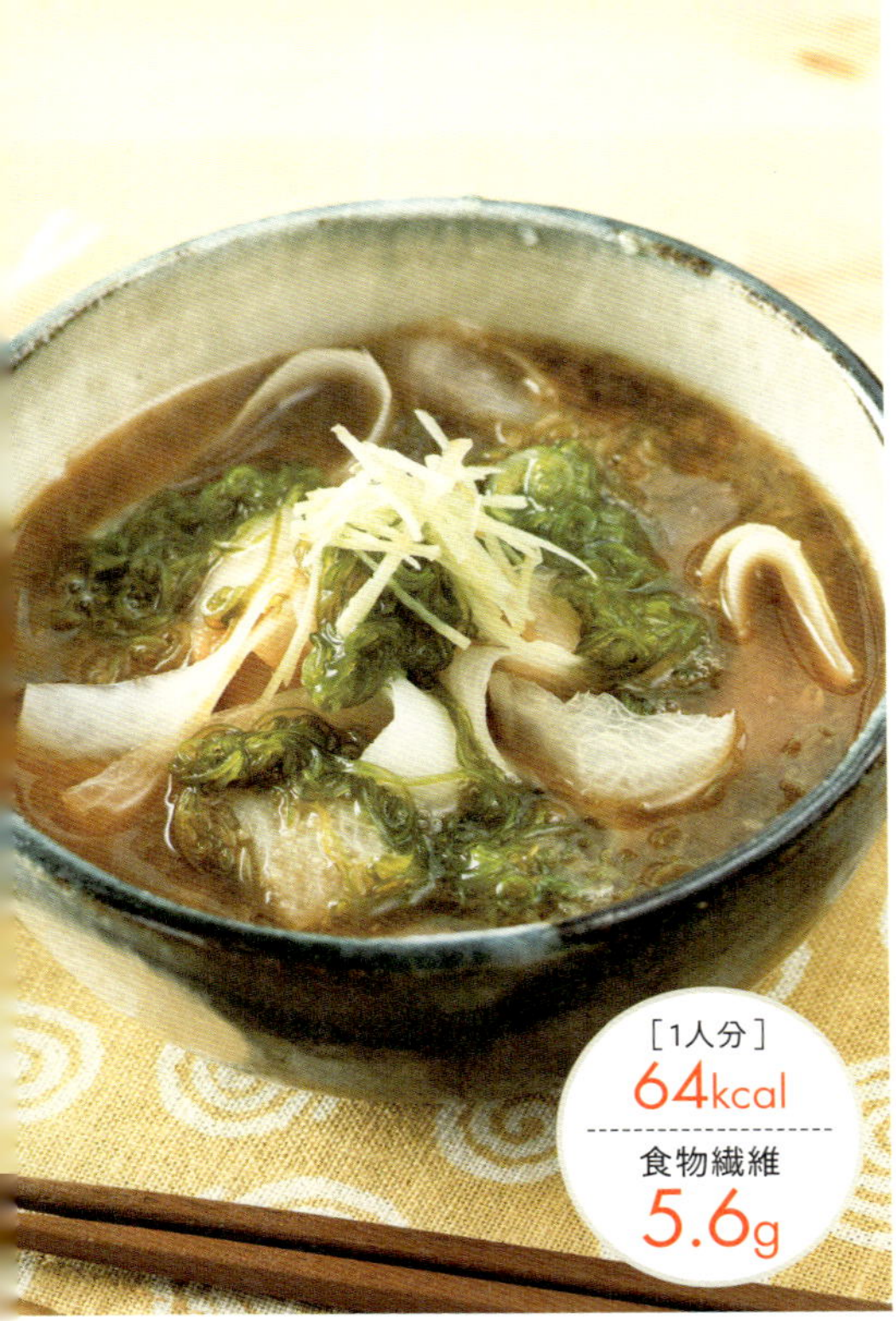
[1人分]
64kcal
食物繊維
5.6g

めかぶのフコダインで
腸内環境を整える

めかぶと
ひらひら大根のみそ汁

腸内環境を整える

材料（2人分）

長生きみそ玉 2個
めかぶ（味つきではないもの）
...... 2パック（80g）
大根 150g

作り方

1 大根はピーラーで薄切りにする。
2 鍋に1、水300ml（分量外）を入れ、蓋をしてひと煮立ちさせてから、大根が少ししんなりとするまで1～2分加熱する。
3 めかぶを加えて火を止め、みそ玉を溶かす。器に盛り、好みでしょうがのせん切りを添える。

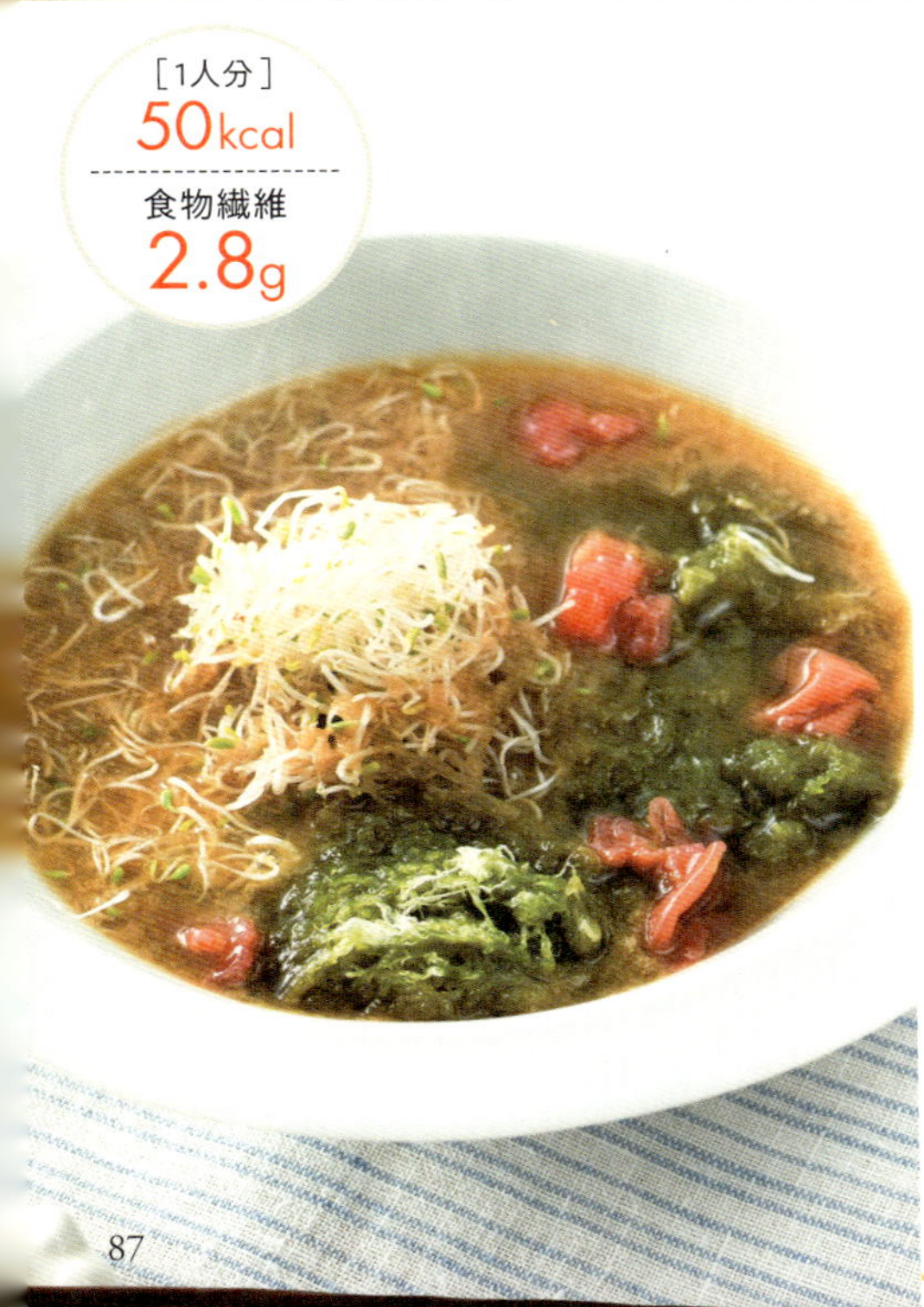
[1人分]
50kcal
食物繊維
2.8g

ミネラルの宝庫・昆布をさっぱり味で

とろろ昆布と
梅干しの冷たいみそ汁

食欲増進

材料（2人分）

長生きみそ玉 2個
とろろ昆布 8g
アルファルファもやし 50g
梅干し 1個

作り方

1 ボウルにみそ玉、種を取り除いてちぎった梅干し、水300ml（分量外）を入れ、よく混ぜてみそ玉を溶かす。
2 器にとろろ昆布、アルファルファもやしを入れる。
3 2に1を注ぎ入れ、混ぜ合わせながらいただく。

大根よりも栄養価が高い
切り干し大根

ダブル大根とにんじんのみそ汁

ガン予防

材料（2人分）

長生きみそ玉 2個
切り干し大根 10g
大根 50g
にんじん 1/5本
しょうが 1かけ

作り方

1 切り干し大根は水でさっと洗う。大根、にんじんは細切りにする。しょうがはせん切りにする。
2 鍋に1、水300ml（分量外）入れ、蓋をしてひと煮立ちさせる。大根、にんじんに火が通るまで約2分加熱する。
3 火を止め、みそ玉を加えて溶かす。好みで粉山椒を振る。

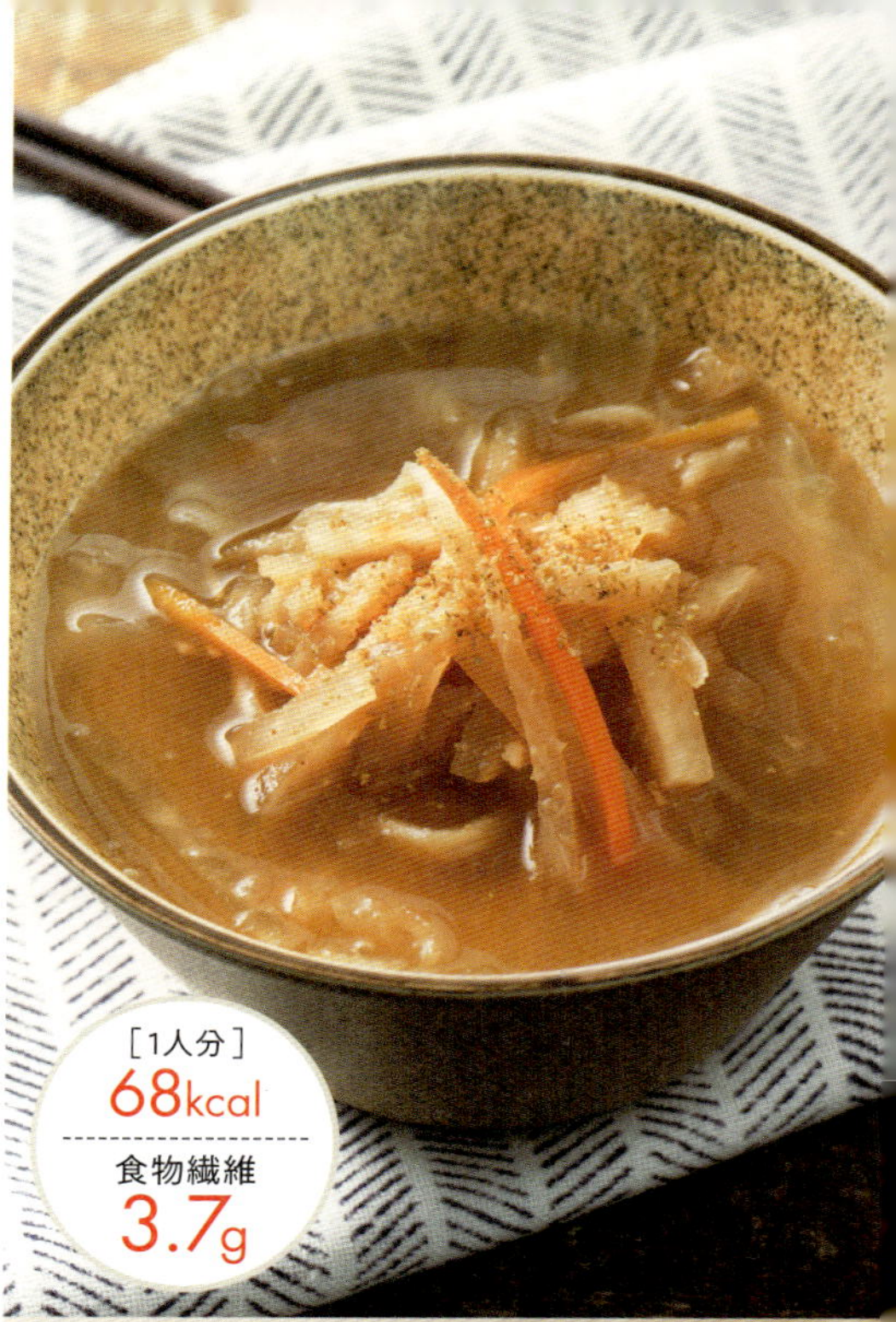

［1人分］
68kcal
食物繊維
3.7g

春雨の炭水化物は
食物繊維の力で効率的に摂取

春雨とほうれん草のみそ汁

疲労回復

材料（2人分）

長生きみそ玉 2個
ほうれん草
...... 1/2束（100g）
春雨 15g

作り方

1 ほうれん草は3～4cm長さのざく切りにする。
2 鍋に春雨、水400ml（分量外）を入れ、蓋をしてひと煮立ちさせてから約2分加熱する。1を加え、しんなりとするまで加熱する。
3 火を止め、みそ玉を加えて溶かす。好みでかつお節を添える。

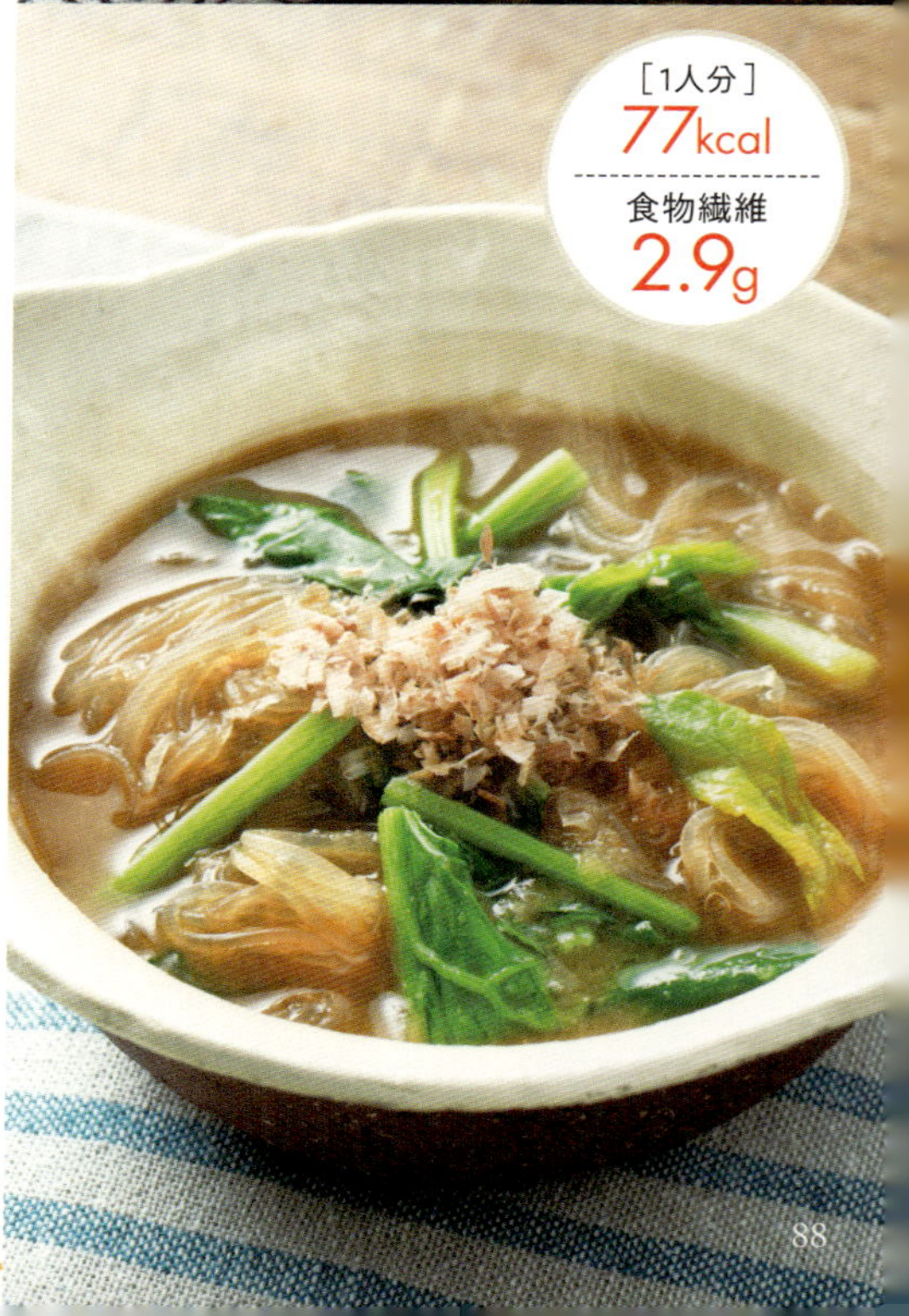

［1人分］
77kcal
食物繊維
2.9g

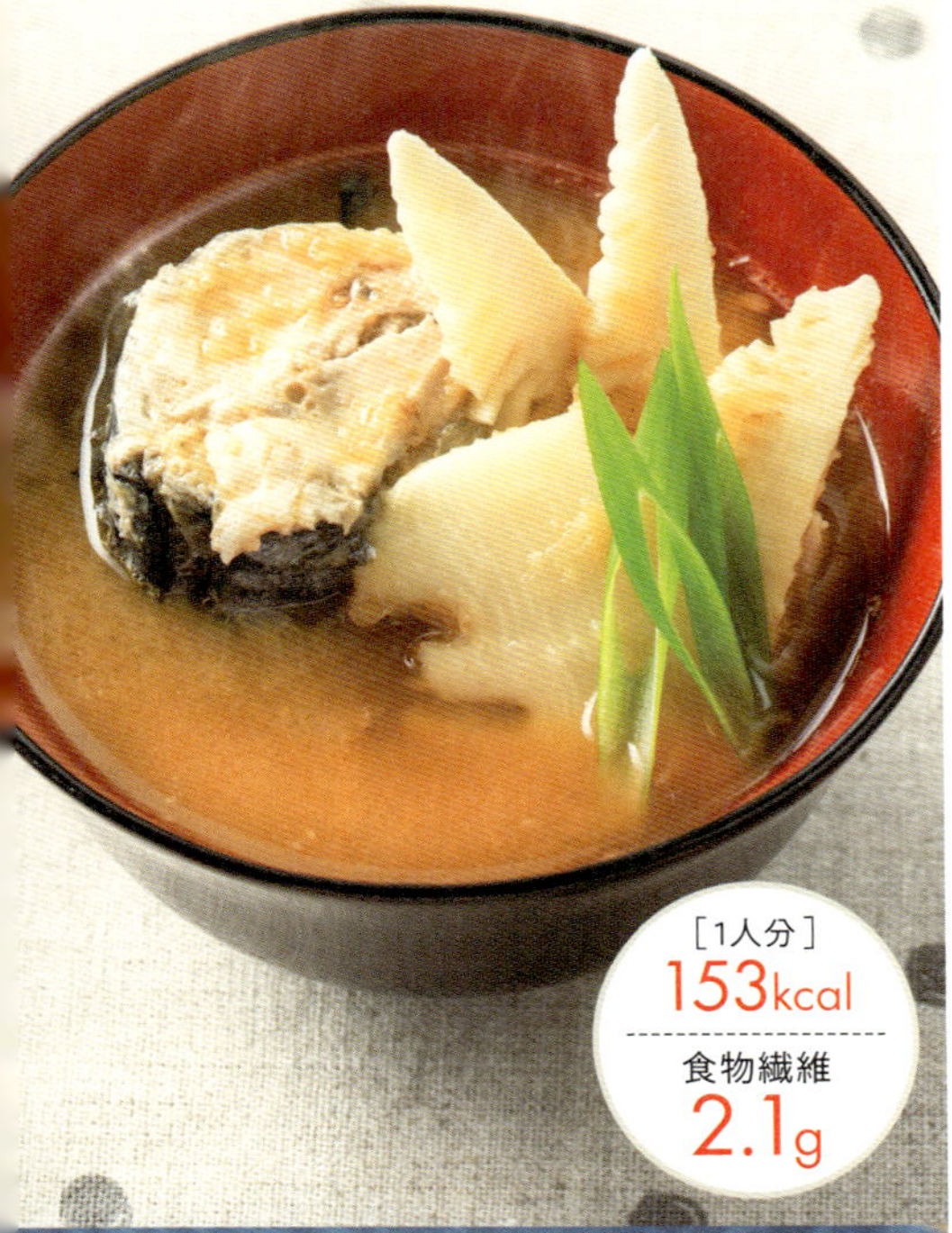
［1人分］
153kcal
食物繊維
2.1g

DHAとEPAたっぷりの
さば缶を活用

さば缶とたけのこのみそ汁

脳を活性化

材料（2人分）

長生きみそ玉 …… 2個
さばの水煮缶 …… 1/2缶（100g）
たけのこ（水煮） …… 80g
酒 …… 大さじ1

作り方

1 たけのこは3mm厚さの薄切りにする。
2 鍋に酒、水300ml（分量外）を入れ、蓋をしてひと煮立ちさせる。たけのこを加え、1分加熱する。
3 火を止め、みそ玉を加えて溶かす。
4 器にさばを入れ、2を注ぎ入れる。好みで小ねぎの斜め切りを添える。

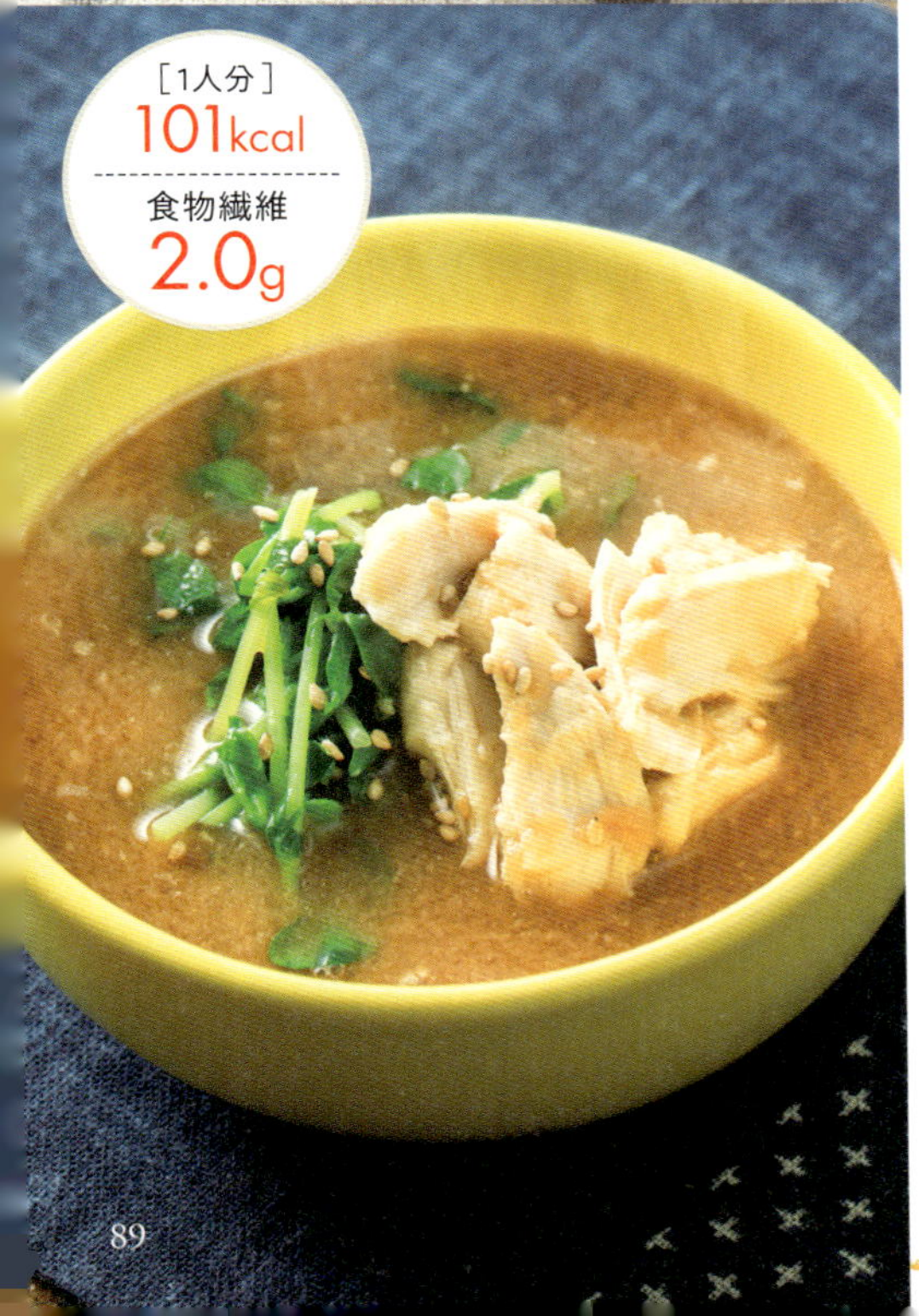
［1人分］
101kcal
食物繊維
2.0g

筋力低下を防ぐには
運動と鶏のささ身肉！

ささ身缶と豆苗のみそ汁

ダイエット効果

材料（2人分）

長生きみそ玉 …… 2個
鶏ささ身肉缶 …… 1缶（70g）
豆苗 …… 1/2袋（正味50g）
酒 …… 大さじ1

作り方

1 豆苗は根を切り落とし、半分の長さに切る。
2 鍋にささ身、酒、水300ml（分量外）を入れ、蓋をしてひと煮立ちさせる。
3 1を加えて火を止め、みそ玉を加えて溶かす。好みでごまを振る。

［コラム❸］

玉ねぎに関する素朴なギモン

Q 調理の際の“ツーン”を抑えるには？

Ⓐ 玉ねぎを冷蔵庫で冷やしておきましょう。

玉ねぎのツーンという刺激のもとであるアリシンは、もともとアリインという物質が変化したもの。この物質は蒸発しやすい性質をもち、包丁によって細胞が壊されると空気中に飛散します。この蒸発を少しでも抑えるには、玉ねぎを調理前に30分～1時間、冷蔵庫で冷やしておくといいでしょう。アリシンは低温の状態では蒸発しにくくなるため、刺激はだいぶ抑えられるはずです。また、ゆっくりとおろすことを意識すれば、成分の飛散が抑えられ、目鼻への刺激も抑えられます。

Q 普通の玉ねぎと新玉ねぎの違いは？

Ⓐ 乾燥させず、水分豊富なのが新玉ねぎです。

通常の玉ねぎは、収穫後1か月ほど乾燥させてから出荷されます。これに対し、黄玉ねぎや白玉ねぎを早採りし、乾燥期間をおかずにすぐ出荷したものを新玉ねぎと呼びます。

新玉ねぎは乾燥させていないため水分を多く含んでいます。そのため、本来の辛みを感じさせにくい特徴があります（※ただし品種によります）。一方で、水分が多いため傷みやすいので、購入後は早めに使用することをおすすめします。

Q 玉ねぎは植物のどの部分？

Ⓐ 葉のつけねが太ったものです。

玉ねぎは、らっきょうやにんにくの仲間で、鱗茎《りんけい》と呼ばれる葉っぱが成長をして、玉の形になったものです。玉ねぎを縦に切ると、根元に短い芯のようなものが見えます。これが玉ねぎの茎で、その茎から出た葉が巻くように重なって、太くなっていきます。

玉ねぎが他の野菜に比べて栄養が詰まっているのは、萌芽葉《ほうがよう》と呼ばれる新しい芽に栄養を渡すためです。萌芽葉が出てくると、養分はそちらに集められ、玉ねぎはしぼんでいきます。

第4章

いつものおかずがパワーアップ

「長生きみそおかず」レシピ

オムレツに！ リゾットにも！
「長生きみそ玉」の健康効果を活かした
おかずレシピで家族も笑顔に！

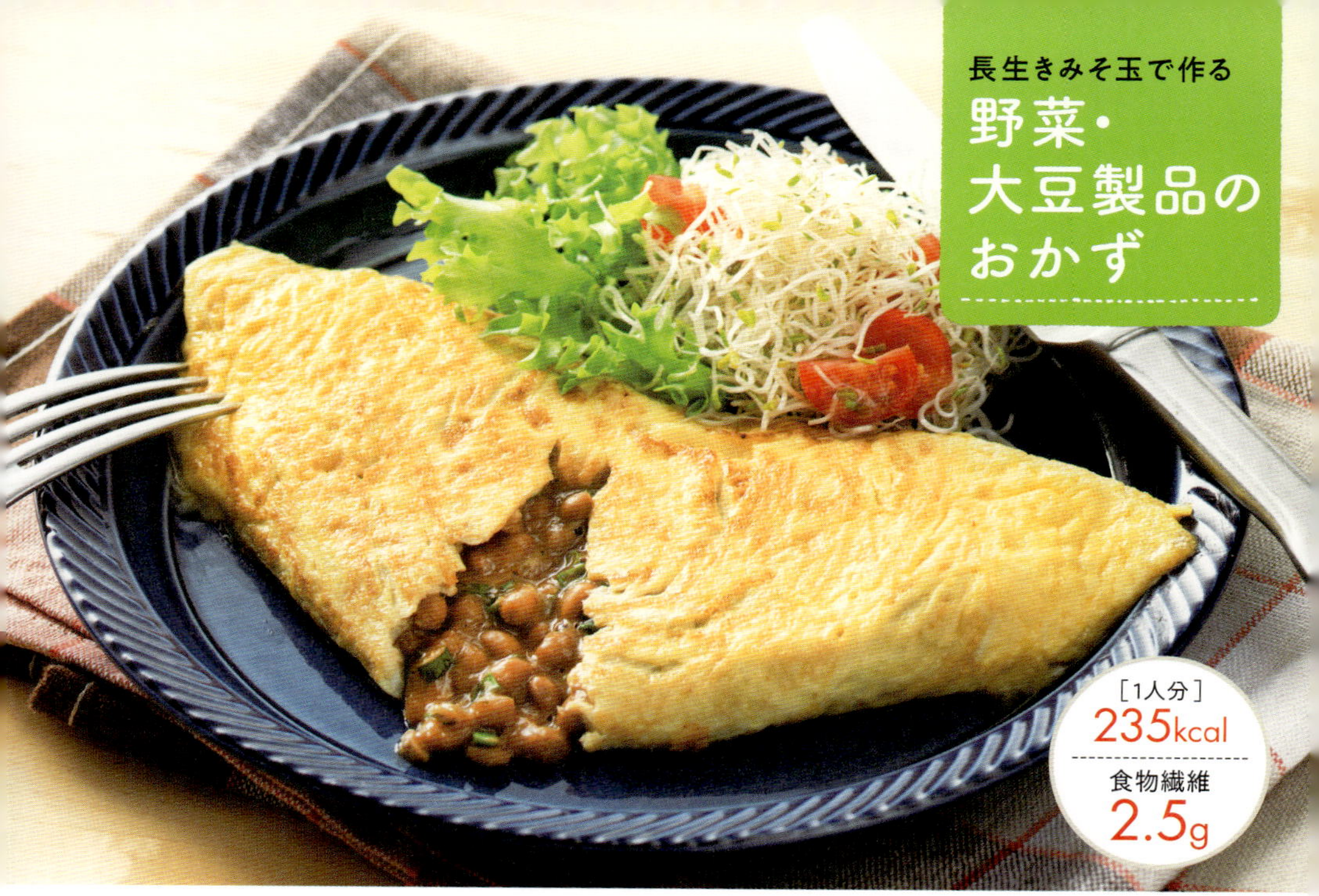

［1人分］
235kcal
食物繊維
2.5g

身近な植物性と動物性たんぱく質をお手軽に♪

納豆みそのオムレツ

疲労回復　ダイエット効果

材料（2人分）

長生きみそ玉 1個
溶き卵 3個分
納豆 1パック
小ねぎ 3本
サラダ油 小さじ2

作り方

1 耐熱容器にみそ玉を入れ、電子レンジで20～30秒加熱して溶かす。ねぎは小口切りにする。
2 1に納豆を加え、混ぜ合わせる。
3 フライパンに油を熱し、溶き卵を流し入れて全体を大きく混ぜ、2をのせて包む。
4 器に盛り、野菜類を添える。

ポイント

大豆から作られる納豆と、鶏の卵はたんぱく質を多く含んだ身近な食品。価格が安いのもうれしいです。みそ玉で味つけをすれば、さらに栄養が強化されます。

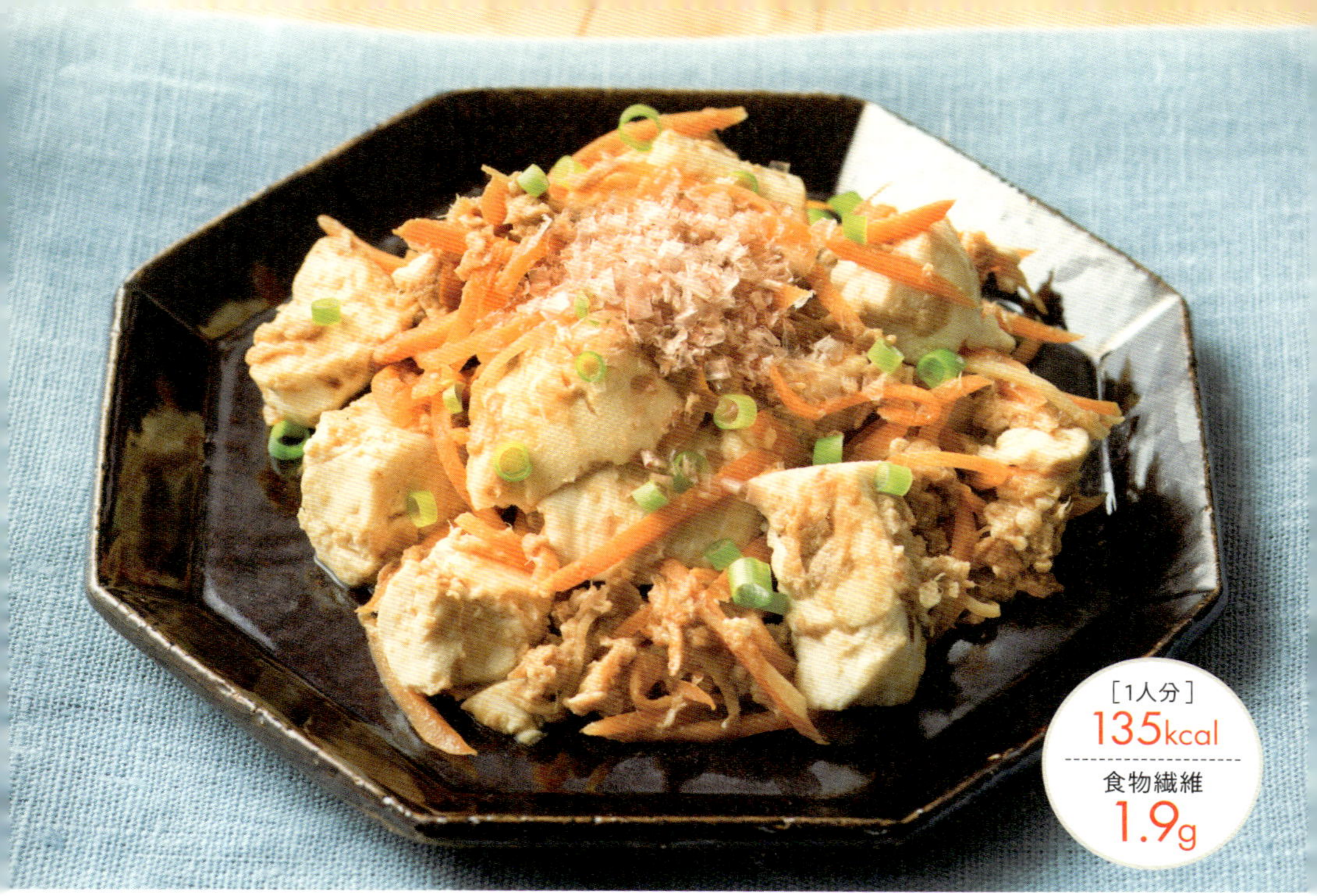

［1人分］
135kcal
食物繊維
1.9g

にんじんのβ－カロテンは 油といっしょにとろう！

豆腐とにんじんのツナ炒め

脳を活性化　免疫力アップ

材 料（2人分）

長生きみそ玉 …… 1個
ツナ缶（ノンオイル）…… 小1缶
木綿豆腐 …… 150g
にんじん …… 1/2本
小ねぎの小口切り、かつお節 …… 各適量
サラダ油 …… 小さじ1

作り方

1 にんじんは細切りにする。ツナは水けを切る。
2 フライパンに油を熱し、にんじんを入れて全体に油がまわるまで炒める。豆腐を大きめにちぎって加える。
3 ツナ、みそ玉を加え、豆腐の水分がなくなり、みそ玉が溶けるまで炒め合わせる。
4 器に盛り、小ねぎの小口切りを散らし、かつお節を振る。

ポイント

にんじんに多く含まれるβ－カロテンは体内で免疫力を高めたり、皮膚の健康維持に必要なビタミンAに変換。油といっしょにとると、効果が高まるといわれています。

じゃがいもは塩分排出効果のある
カリウムを含有

みそポテトサラダ

高血圧予防

材料（2人分）

長生きみそ玉 …… 1個
じゃがいも …… 2個
紫玉ねぎ …… 1/4個
パセリ …… 1枝
マヨネーズ …… 大さじ2

作り方

1 じゃがいもは皮をむいて洗い、ラップに包んで電子レンジで4分加熱する。裏返して3～4分加熱して火を通す。ボウルに入れ、フォークで粗くつぶす。パセリは粗みじん切りにする。紫玉ねぎは薄切りにする。
2 耐熱容器にみそ玉を入れ、電子レンジで20～30秒加熱して溶かす。マヨネーズを加え、混ぜ合わせる。
3 2に1を加え、ざっくりと混ぜ合わせて器に盛る。

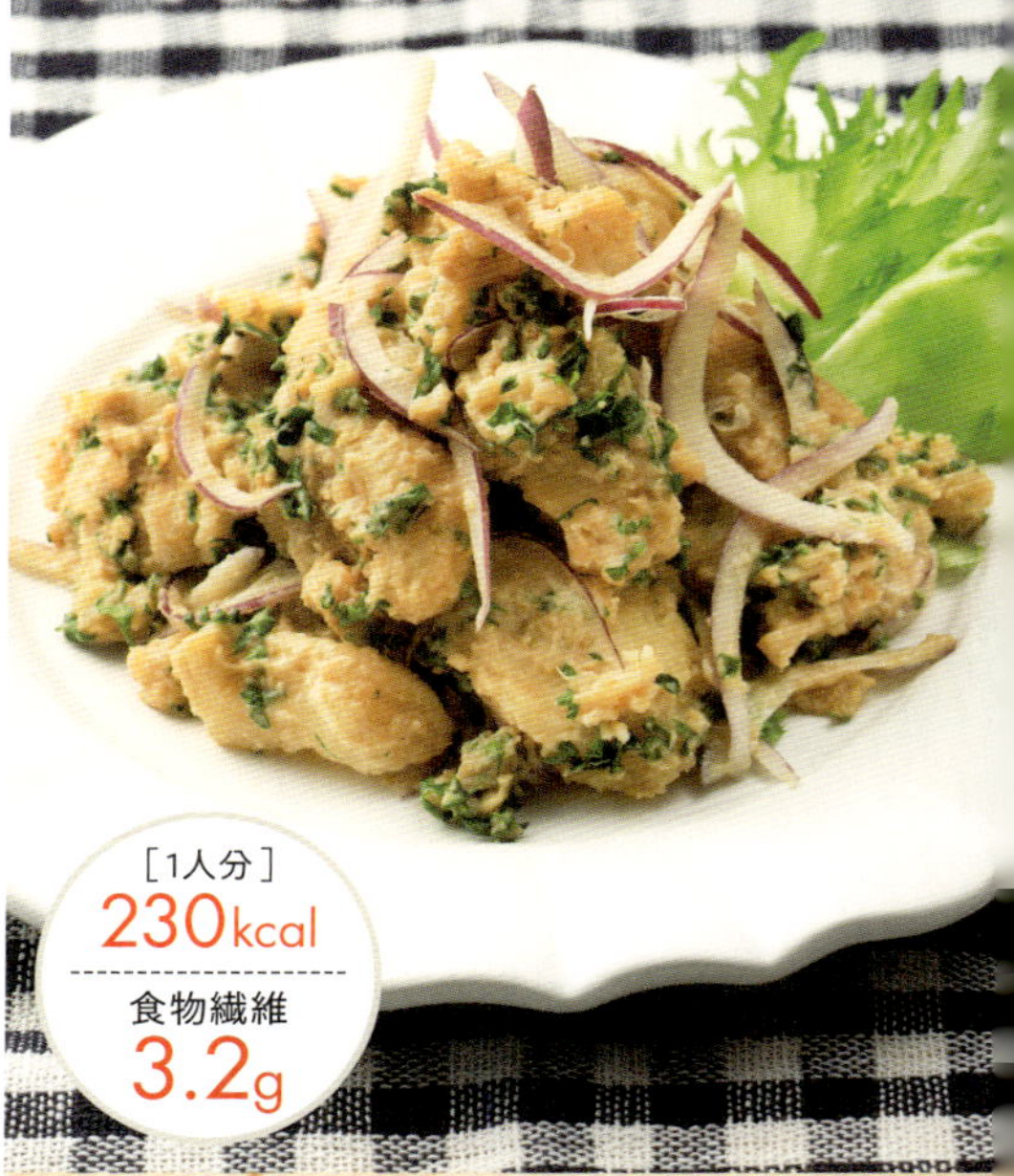

［1人分］
230kcal
食物繊維
3.2g

ブロッコリーにも
β-カロテンが豊富です！

ブロッコリーのピカタ

免疫力アップ

材料（2人分）

長生きみそ玉 …… 1個
卵 …… 1個
ブロッコリー …… 150g
粉チーズ …… 適量　　こしょう …… 少々
オリーブオイル …… 小さじ2

作り方

1 耐熱容器にみそ玉を入れ、電子レンジで20～30秒加熱して溶かす。ボウルに卵を割りほぐし、溶かしたみそ玉、粉チーズ大さじ1を加え、混ぜ合わせて卵液を作る。ブロッコリーは一口大に切る。
2 フライパンにオリーブオイルを熱し、ブロッコリーをひとつずつ卵液にくぐらせて並べ入れ、蓋をして弱火で焼く。
3 卵液が固まったら、再びブロッコリーを卵液にくぐらせて焼く。これを卵液がなくなるまで数回繰り返す。
4 器に盛り、粉チーズ、こしょうを振る。

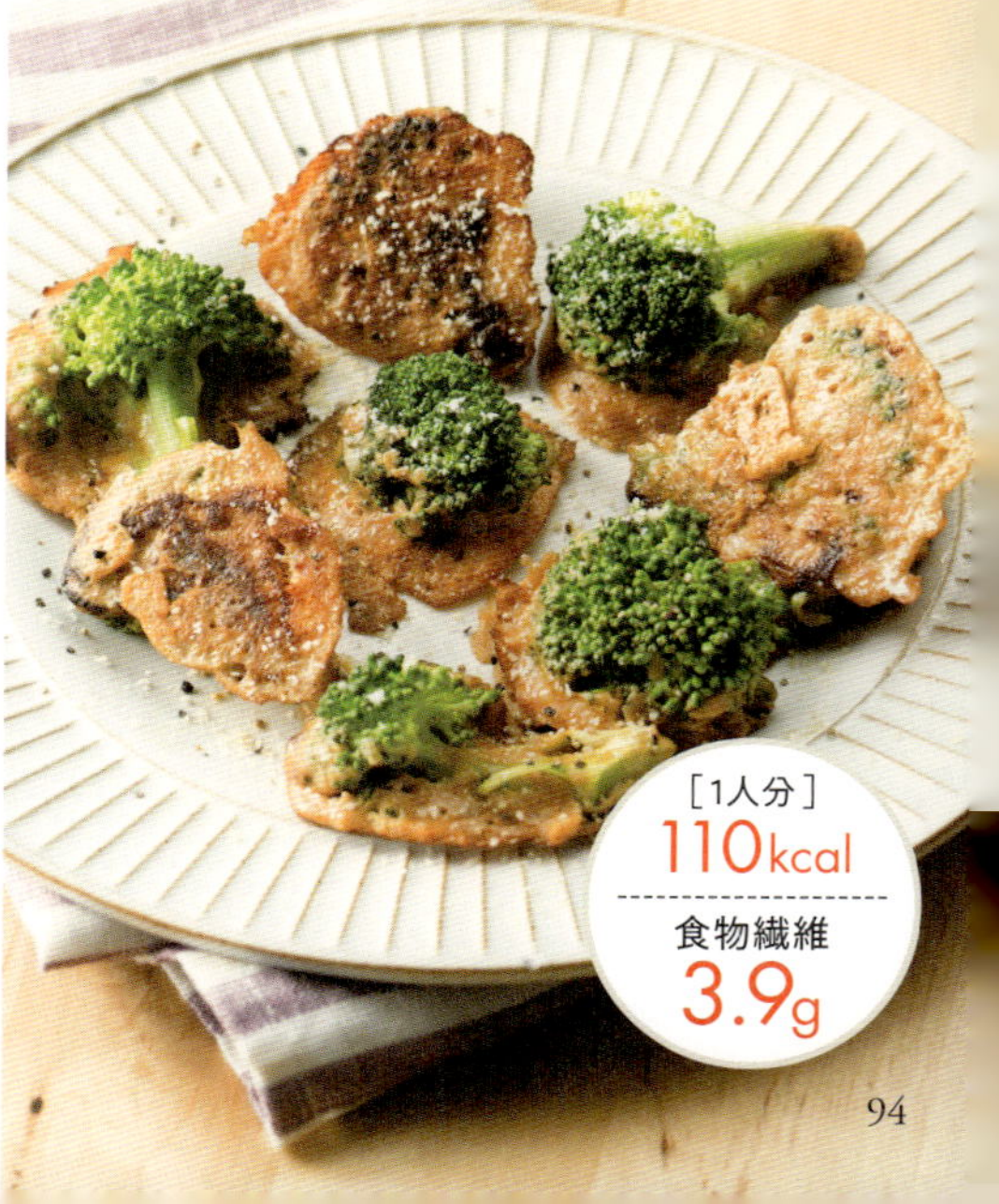

［1人分］
110kcal
食物繊維
3.9g

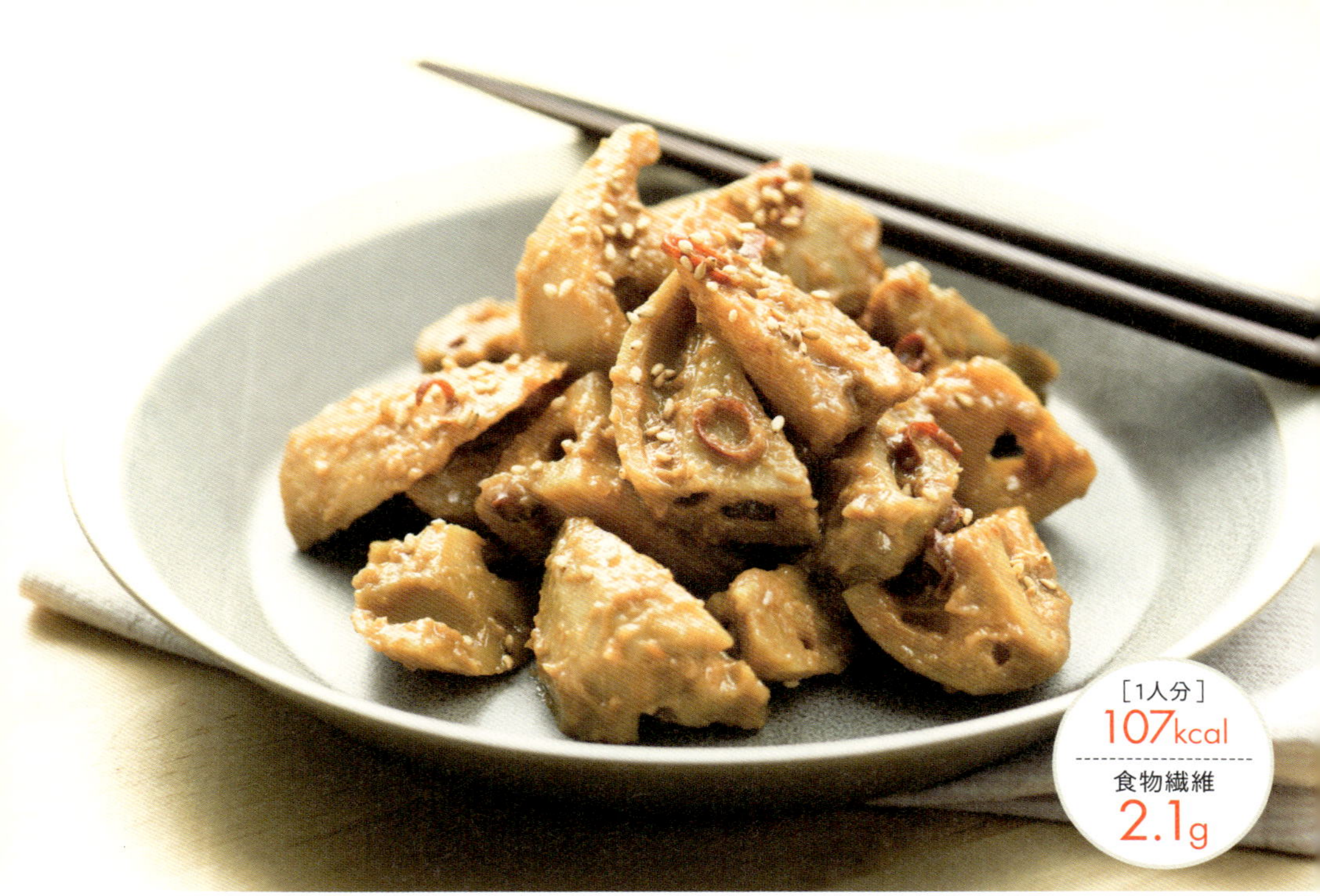

れんこんの栄養素で美肌＆便秘解消！

れんこんのごろっときんぴら

便秘解消　腸内環境を整える

材料（2人分）

長生きみそ玉 …… 1個
れんこん …… 150g
唐辛子の小口切り …… 適量
ごま …… 適量
ごま油 …… 小さじ2

作り方

1 れんこんは皮をむき、乱切りにして水でしっかりともみ洗いをする。
2 フライパンにごま油、唐辛子を熱し、香りがしてきたられんこんを加え、表面が半透明になるまで炒める。
3 みそ玉、水 100ml（分量外）を加え、蓋をして炒め煮にする。
4 水分がなくなってきたら全体を混ぜ、器に盛ってごまを振る。

ポイント

れんこんは皮膚の健康維持に役立つビタミンCを含有。れんこんはでんぷん質でこのビタミンを守るので加熱にも強いです。また、胃腸の働きをよくするムチンが多いです。

たっぷりの野菜と肉をワンプレートに！

焼きロールキャベツ

長生きみそ玉で作る

肉のおかず

免疫力アップ　高血圧予防

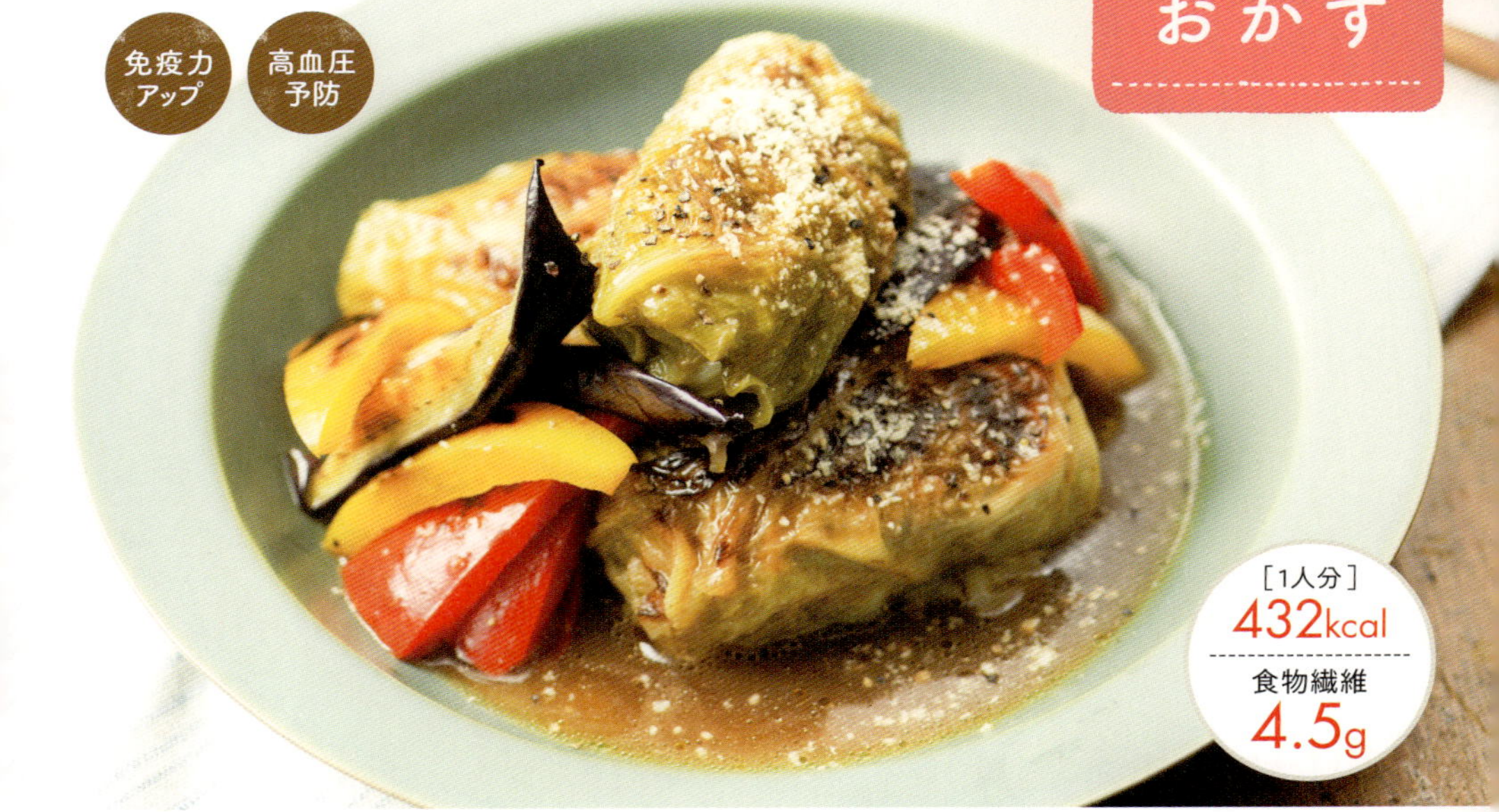

［1人分］
432kcal
食物繊維
4.5g

材料（2人分）

長生きみそ玉 …… 3個
合いびき肉 …… 160g
キャベツ …… 大3枚
なす …… 1本
パプリカ（赤、黄）…… 各1/4個
白ワイン …… 大さじ2
ピザ用チーズ …… 50g
粉チーズ、こしょう …… 各少々
オリーブオイル …… 大さじ1

ポイント

健康なからだ作りには、お肉の摂取も大切。なすのカリウムやパプリカのβ - カロテン、ビタミンE、キャベツの食物繊維といっしょにどうぞ。

作り方

1 耐熱容器にみそ玉を入れ、電子レンジで20～30秒加熱して溶かす。別の耐熱容器にキャベツを入れ、ラップをかけて全体がしんなりとするまで電子レンジで3～4分加熱する。水で冷やし、芯はみじん切りにする。葉は縦半分に切り、6枚にする。なす、パプリカは細めの乱切りにする。

2 ボウルに1のみそ玉、ひき肉を入れ、粘りけが出るまでよく混ぜ合わせる。1のキャベツの芯を加え、よく混ぜてタネを作り、6等分する。中心にチーズを入れて丸める。キャベツの葉でタネを包み、巻き終わりをつまようじで留める。

3 フライパンにオリーブオイルの半量を熱し、なす、パプリカを皮目から入れて焼き色がついたら裏返し、火を通して取り出す。

4 フライパンに残りのオリーブオイルを入れ、2をつまようじを下にして入れ、しっかりと焼き色をつけて裏返す。白ワイン、水300ml（分量外）を入れ、ひと煮立ちさせて蓋をして弱めの中火で10分煮る。

5 器に盛り、粉チーズ、こしょうを振る。

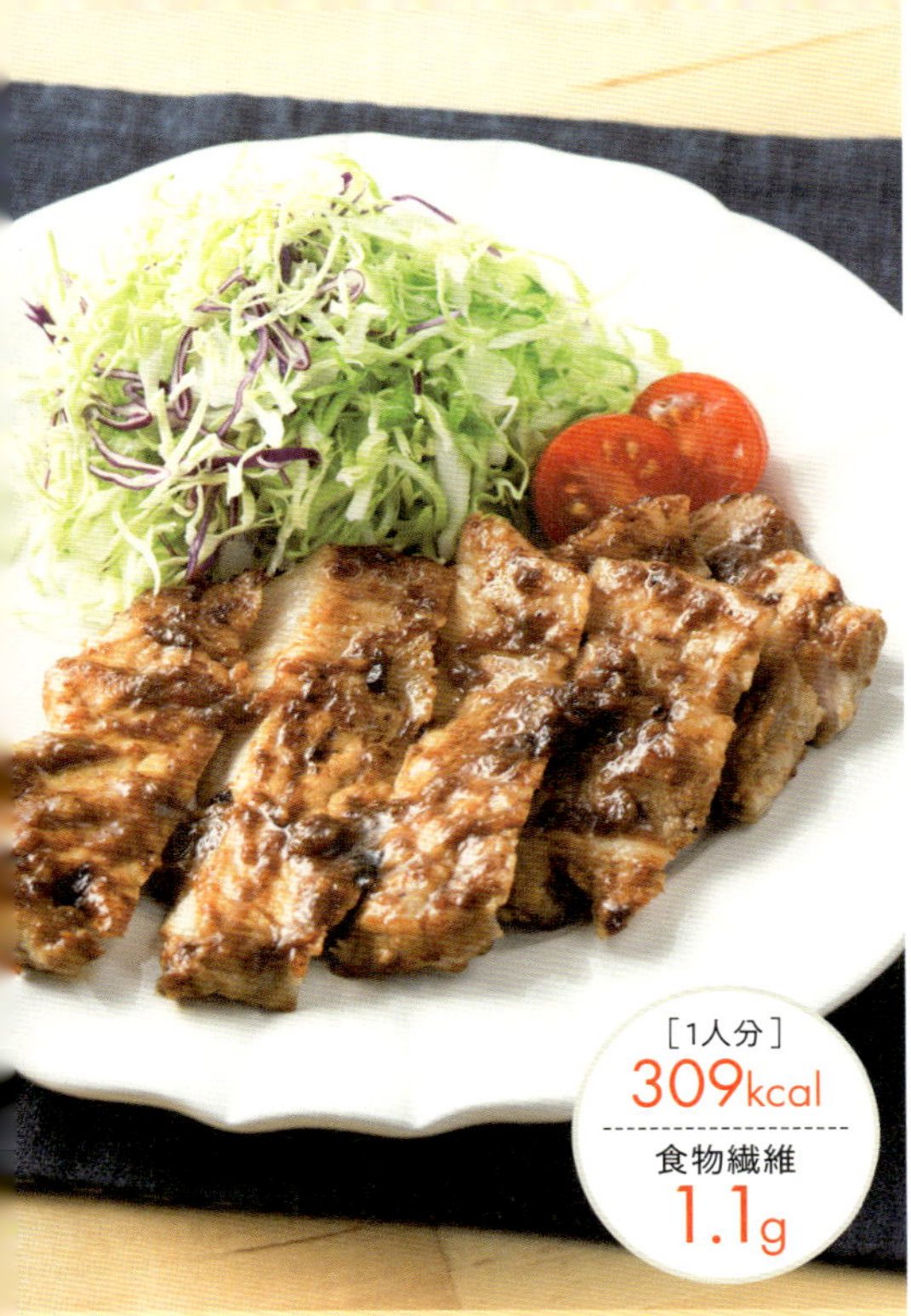
［1人分］
309kcal
食物繊維
1.1g

疲労回復には
がっつり豚肉！

豚肉のみそ焼き

疲労
回復

材料（2人分）

長生きみそ玉 …… 1個
豚ロース厚切り肉 …… 2枚
キャベツ、ミニトマトなど
…… 適量
サラダ油 …… 小さじ1

作り方

1 耐熱容器にみそ玉を入れ、電子レンジで20～30秒加熱して溶かす。豚肉は筋切りをし、溶かしたみそ玉を両面に塗る。
2 フライパンに油を熱し、1を入れて焼き色がついたら裏返して弱火にする。蓋をして3～4分蒸し焼きにする。
3 一口大に切り、器に盛る。キャベツのせん切りやミニトマトを添える。

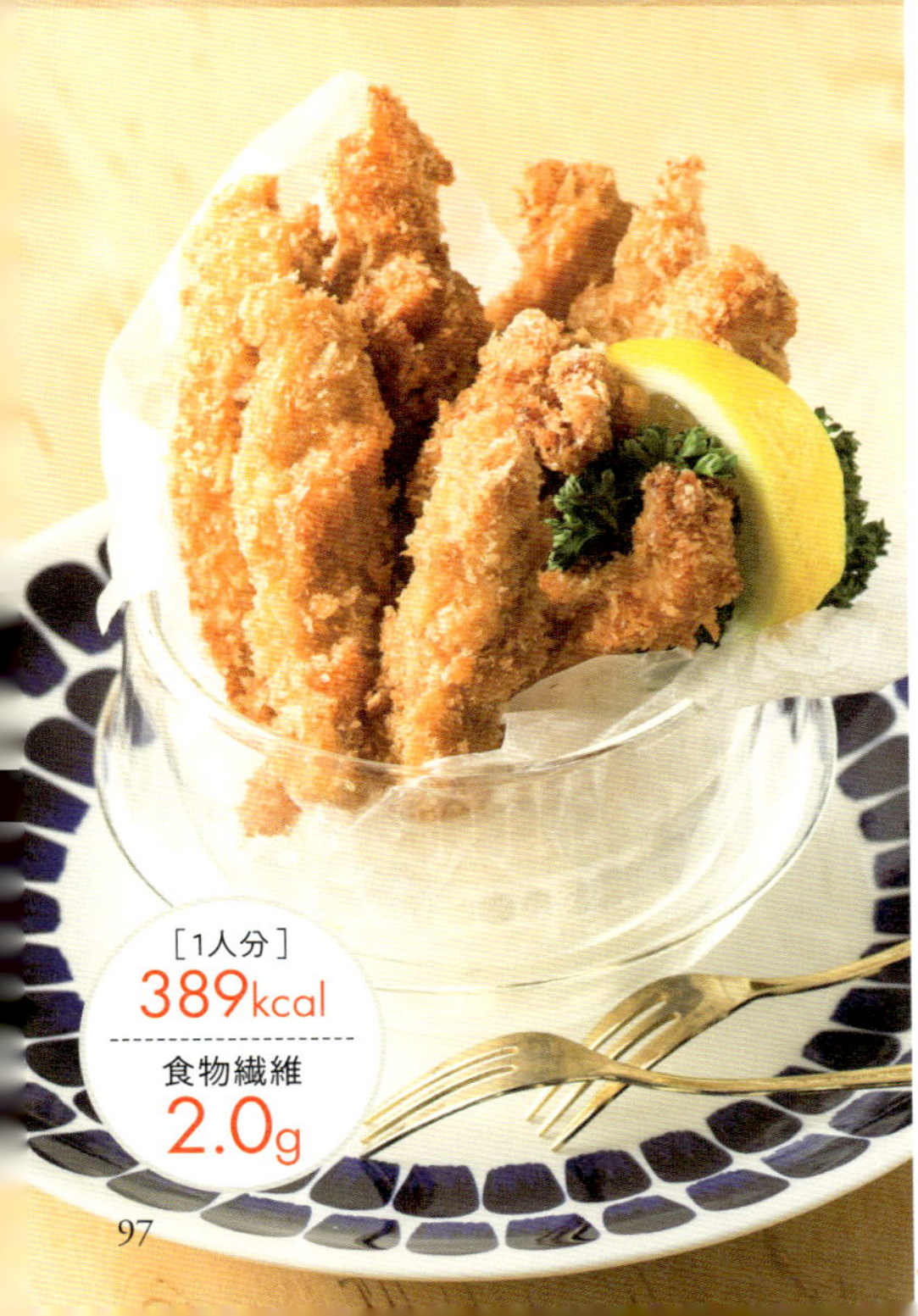
［1人分］
389kcal
食物繊維
2.0g

フライにするなら
高たんぱく低脂肪の鶏むね肉！

スティックみそマヨチキンフライ

疲労
回復

材料（2人分）

長生きみそ玉 …… 2個
鶏むね肉（皮なし）…… 200g
マヨネーズ …… 大さじ1
カレー粉 …… 小さじ1
薄力粉、溶き卵、パン粉 …… 各適量
パセリ、レモン …… 各適量
揚げ油 …… 適量

作り方

1 鶏肉は繊維に添ってスティック状に切る。耐熱容器にみそ玉を入れ、電子レンジで20～30秒加熱して溶かす。マヨネーズ、カレー粉を混ぜ合わせ、鶏肉を入れてから混ぜる。
2 薄力粉、溶き卵、パン粉の順に衣をつけ、170～180℃の油で揚げる。
3 器に盛り、レモン、パセリを添える。

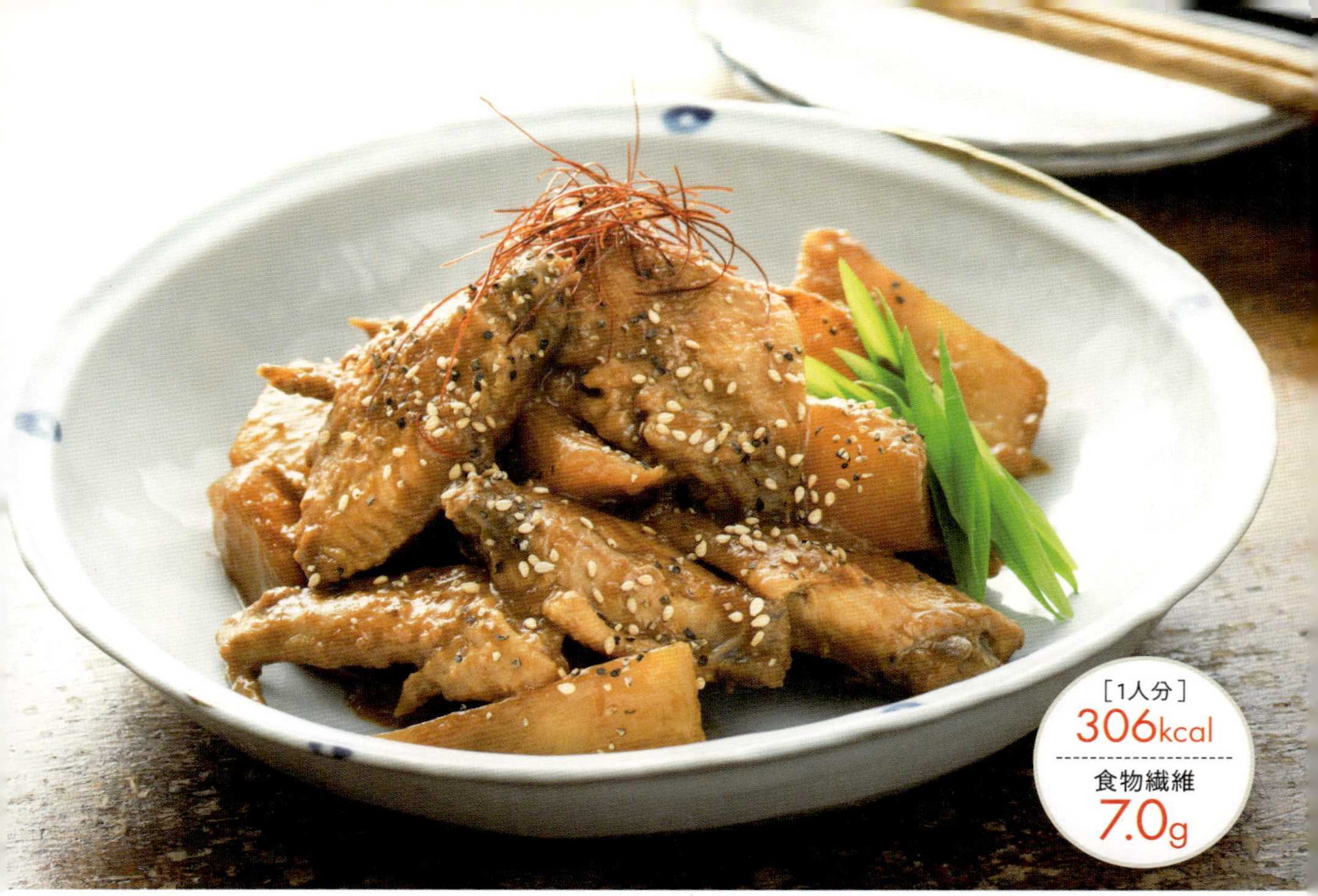

［1人分］
306kcal
食物繊維
7.0g

煮物にすればたくさんの大根も食べやすい！

手羽と大根の煮込み

食欲増進

材料（2人分）

長生きみそ玉 5個
鶏手羽先肉 6本
大根 200g
オリゴ糖 大さじ1
ごま、こしょう、
糸唐辛子、
小ねぎの斜め切り ...... 各適量

作り方

1 手羽先肉は手羽先と手羽中に分ける。大根は大きめの乱切りにする。
2 鍋に手羽先肉を入れて熱し、全体に焼き色がつくまで焼く。
3 大根、水400ml（分量外）を入れて蓋をしてひと煮立ちさせる。アクを取り除き、みそ玉、オリゴ糖を加える。
4 蓋をして弱めの中火で大根に火が通るまで15分煮る。蓋を開け、水分がなくなるまで煮切る。
5 器に盛り、ごま、こしょうを振り、糸唐辛子、小ねぎの斜め切りを添える。

ポイント

大根の食物繊維をとるには煮物がおすすめ。鶏手羽先肉の旨味をたっぷりと吸い込んだ大根は、生よりも食がすすみます。

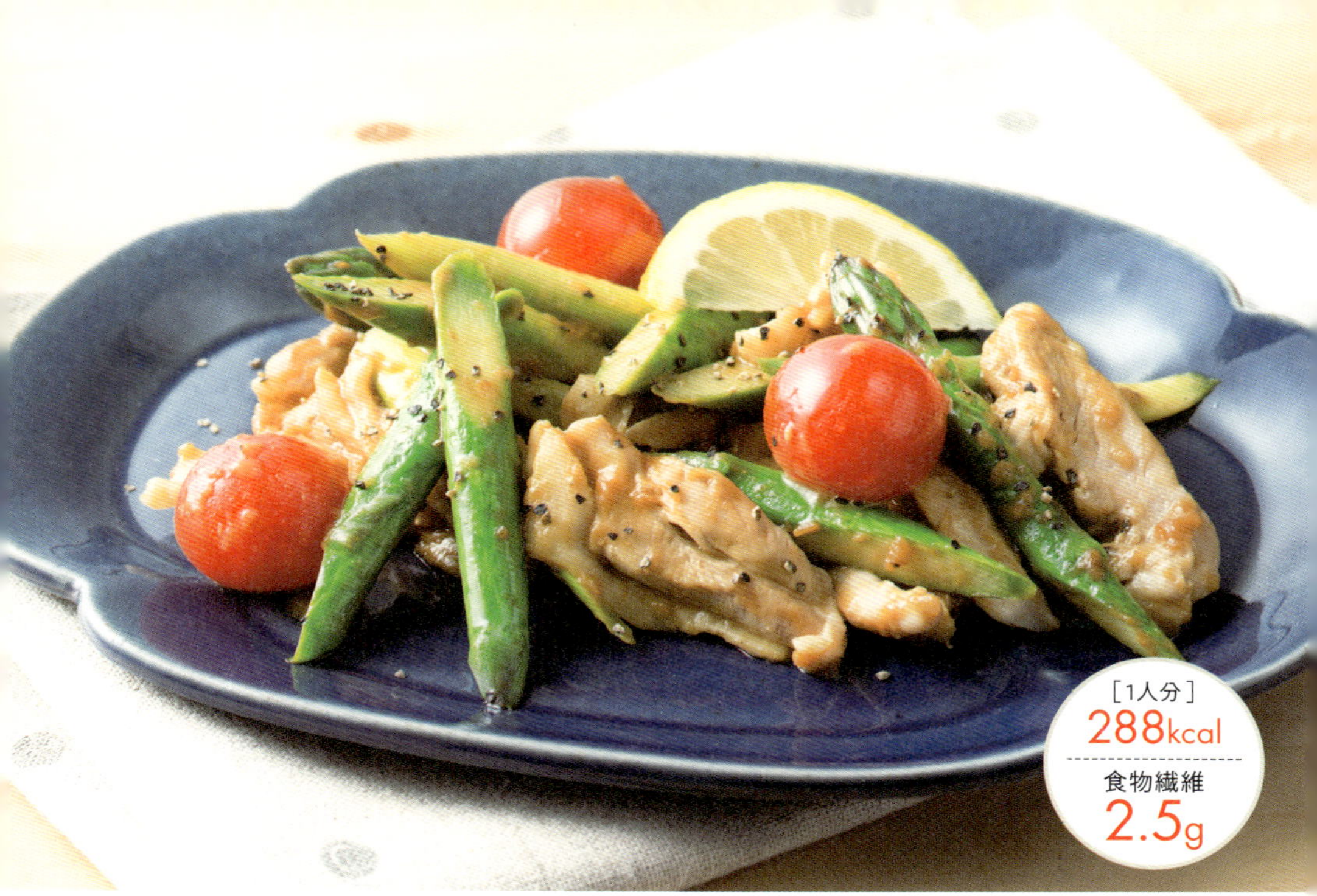

［1人分］
288kcal
食物繊維
2.5g

疲れたときにはレモンのさっぱり風味が吉

鶏肉とアスパラガスのみそレモンバター炒め

ガン予防　疲労回復

材料（2人分）

長生きみそ玉 2個
鶏もも肉 150g
アスパラガス
（太めのもの）...... 4本
ミニトマト 6個
バター 20g
レモン汁 小さじ2
こしょう ...... 少々
レモン ...... 適量

ポイント

レモンにはエネルギーの素となるクエン酸がたっぷり。さわやかな味つけにして、食がすすむ効果もあります。

作り方

1 鶏肉は一口大のそぎ切りにする。アスパラガスはかたい部分をピラーで削り、2cm厚さの斜め切りにする。
2 フライパンにバター半量を熱し、鶏肉を入れて半分くらいまで火が通るまで炒める。アスパラガスを加え、全体に火が通るまで炒め合わせる。
3 ミニトマト、みそ玉を入れ、みそ玉が溶けるまで炒め合わせる。火を止め、レモン汁、残りのバター、こしょうを加える。
4 器に盛り、レモンを添える。好みでこしょうを振る。

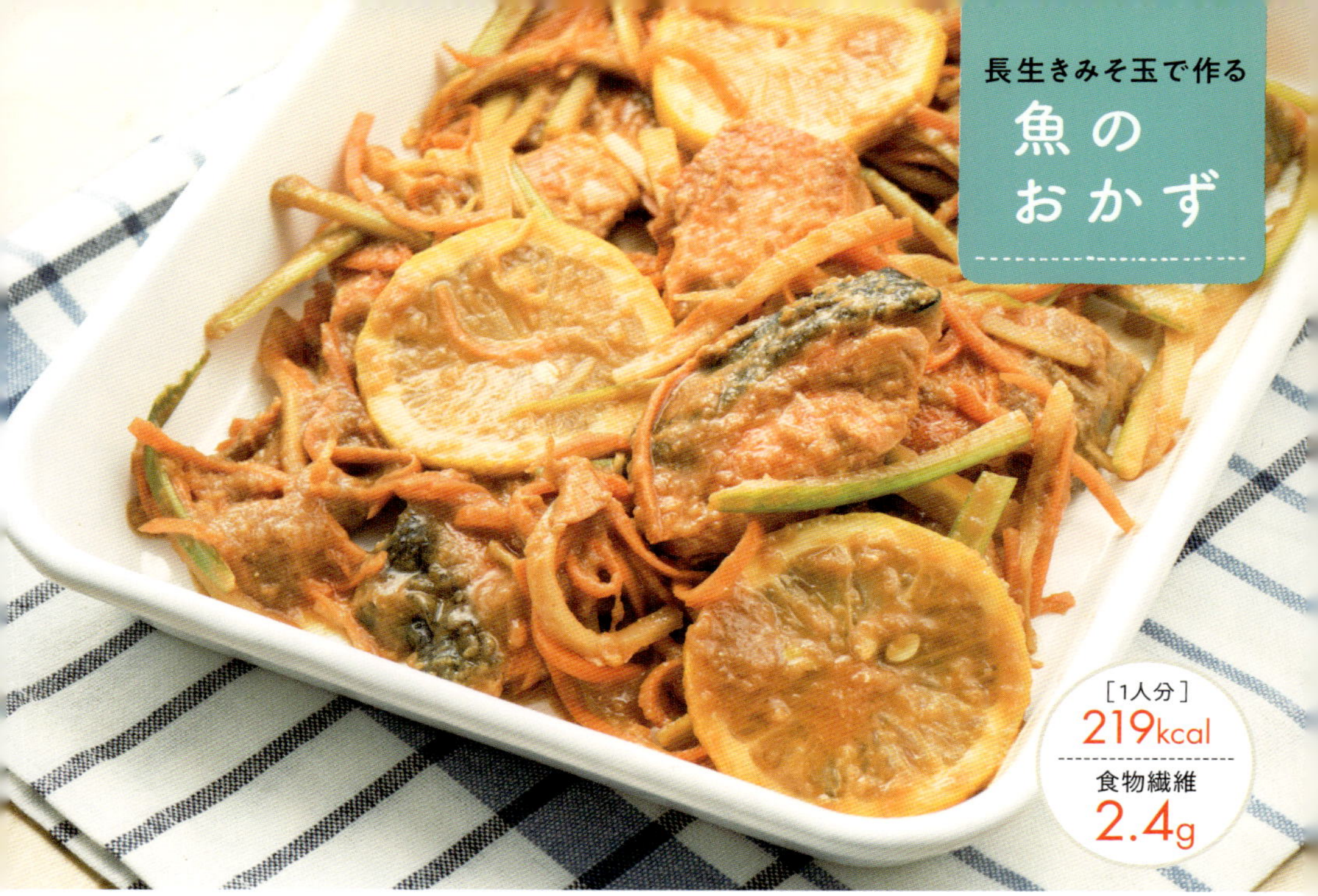

［1人分］
219kcal
食物繊維
2.4g

疲れぎみの夏の定番「南蛮風」をみそアレンジ

さけと野菜の酢みそ漬け

脳を活性化

材料(2人分)

長生きみそ玉 2個
さけの切り身 2切れ
にんじん 1/3本
セロリ 1/2本
サラダ油 小さじ2
A
- レモン 1/2個
- オリゴ糖 小さじ1
- 酢 大さじ2

ポイント

できたてもおいしいですが、しばらく置いて野菜をしんなりとさせたほうが味がなじみます。さけはカリウムなどのミネラルやビタミンB群、DHAやEPAを多く含みます。また、にんじんのルテインは目にもよいとされています。

作り方

1. さけは食べやすい大きさに切る。にんじん、セロリはせん切りにする。レモンは薄切りで3枚に切り、残りはしぼる。
2. 耐熱容器にみそ玉を入れ、電子レンジで20〜30秒加熱して溶かす。バットに移し入れ、Aを加えてよく混ぜ合わせる。にんじん、セロリを加え、よく混ぜ合わせる。
3. フライパンに油を熱し、さけを入れて両面を焼く。2に入れ、さけの上に野菜をのせて冷蔵庫で半日くらい置く。

DHA&EPAをとれる
定番料理が超簡単に♪

さばのピリ辛みそ煮込み

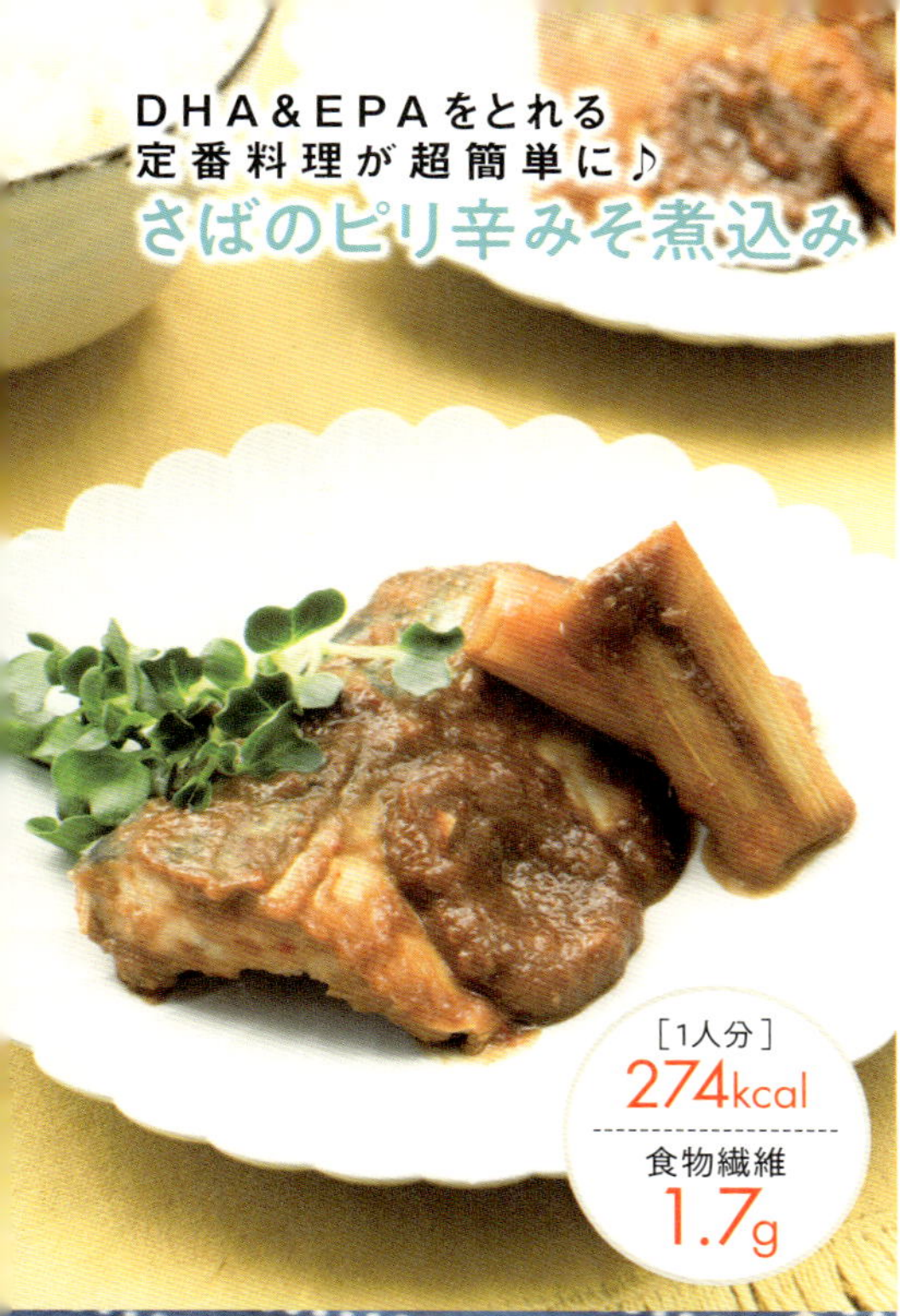

［1人分］
274kcal
食物繊維
1.7g

脳を活性化

材料（2人分）

さばの切り身 …… 2切れ
長ねぎ …… 1/3本
かいわれ大根 …… 適量
サラダ油 …… 小さじ1

A
- **長生きみそ玉** …… 2個
- 豆板醤《とうばんじゃん》 …… 小さじ1/2
- オリゴ糖 …… 小さじ1
- 水 …… 200ml

作り方

1 さばの表面に切り込みを入れる。ねぎはぶつ切りにする。
2 フライパンに油を熱し、ねぎを入れて両面に焼き色をつける。
3 Aを加え、ひと煮立ちさせてさばを入れ、時々煮汁を表面にかけながら煮る。水分がなくなり、煮汁がとろっとしたら火を止める。
4 器に盛り、かいわれ大根を添える。

まるっとあじのたんぱく質！

あじの香味みそグリル

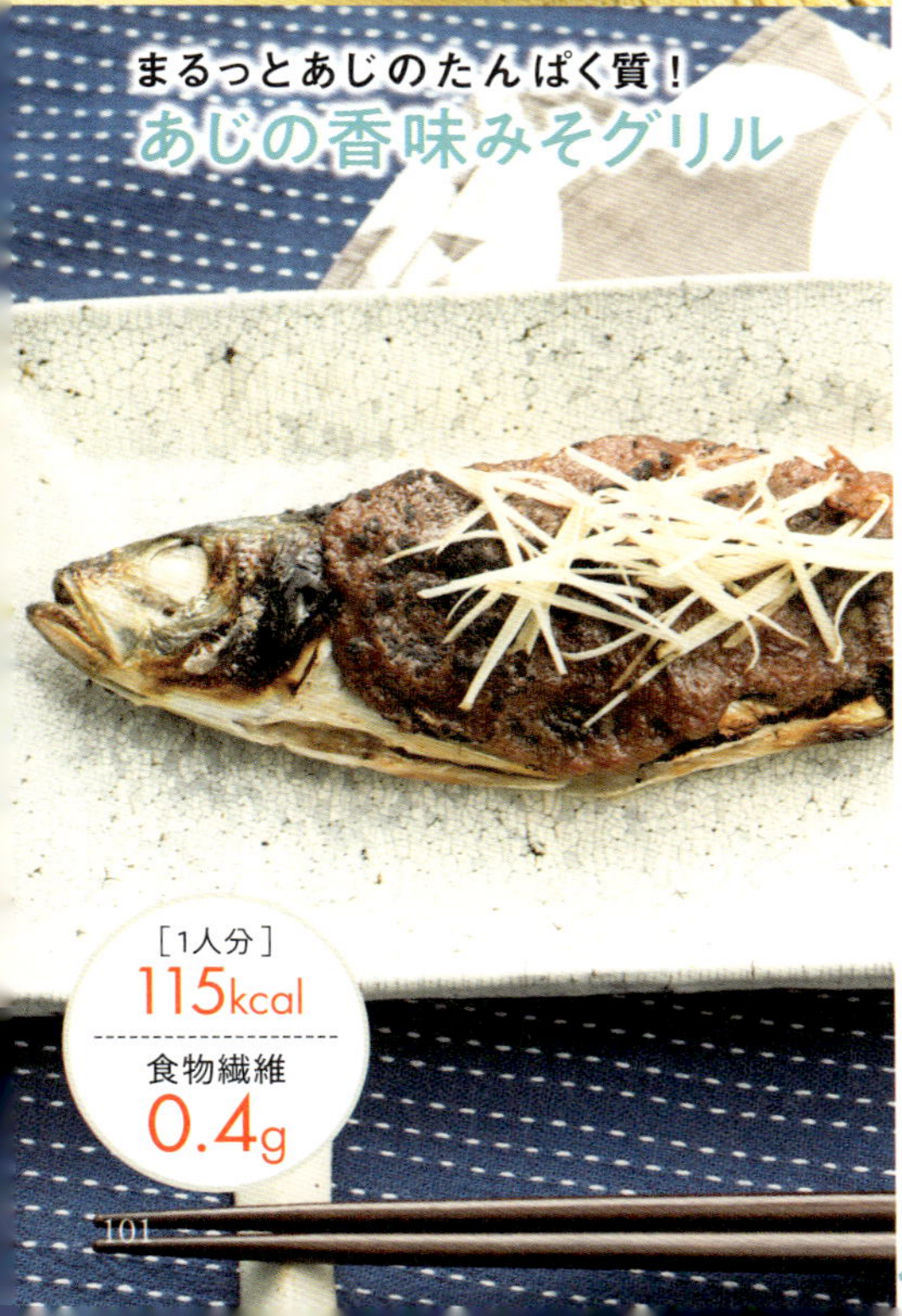

［1人分］
115kcal
食物繊維
0.4g

脳を活性化

材料（2人分）

長生きみそ玉 …… 1個
あじ …… 2尾
長ねぎ …… 約1/3本（30g）
しょうが …… 1かけ

作り方

1 あじの内臓、ぜいごを取り除く。ねぎはみじん切りにする。しょうがはせん切りにする。
2 耐熱容器にみそ玉を入れ、電子レンジで20～30秒加熱して溶かす。ねぎを入れて混ぜ合わせ、あじの片面に塗り広げてグリルで焼く。
3 器に盛り、1のしょうがをのせる。

かつおのビタミンB群は
にんにく類と好相性

かつおのねぎみそ和え

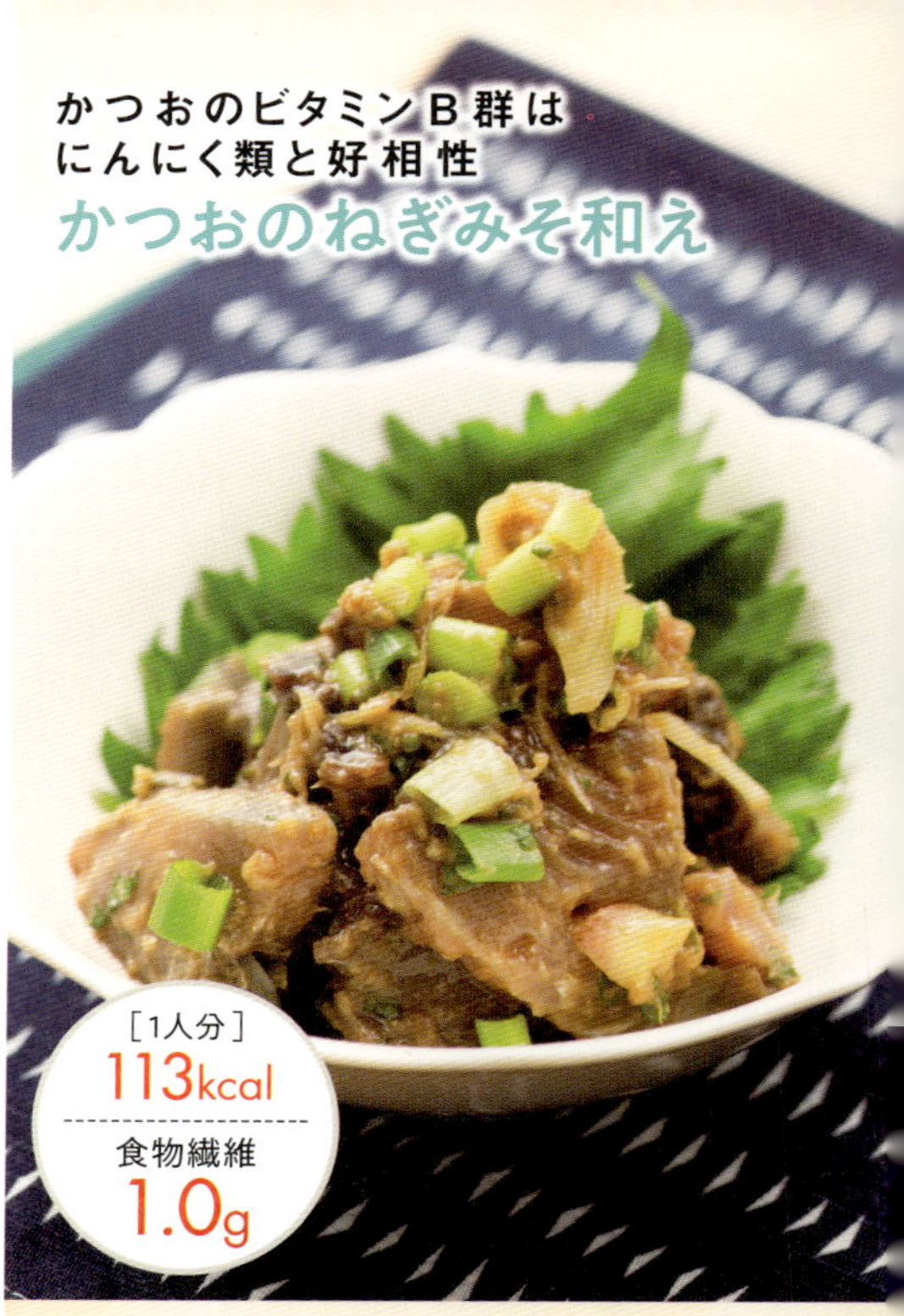

［1人分］
113kcal
食物繊維
1.0g

疲労回復

材料（2人分）

長生きみそ玉 1個
かつお（刺身用）...... 150g
おろししょうが、おろしにんにく
...... 各小さじ1/2
小ねぎ 3本
みょうが 1本
しその葉 1枚

作り方

1 かつおは7mm厚さに切る。ねぎは小口切りにする。みょうがは粗みじん切りにする。
2 耐熱容器にみそ玉を入れ、電子レンジで20〜30秒加熱して溶かす。おろししょうが、おろしにんにくを加えて混ぜ合わせ、かつおを加え、和える。ねぎ、みょうがを加えてざっくりと混ぜ合わせる。
3 器にしその葉を敷き、2を盛る。

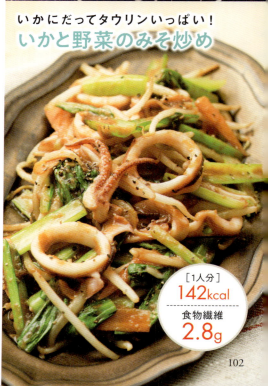

いかにだってタウリンいっぱい！

いかと野菜のみそ炒め

［1人分］
142kcal
食物繊維
2.8g

疲労回復

材料（2人分）

長生きみそ玉 2個
いか 150g
にんじん 1/5本
小松菜 80g
もやし ...... 1/4袋（50g）
こしょう ...... 少々
しょうが 1かけ
サラダ油 小さじ1

作り方

1 いかは1cm厚さの輪切りにし、ゲソは食べやすい大きさに切る。にんじんは短冊切りにする。小松菜は4cm長さに切る。しょうがはせん切りにする。
2 フライパンに油を熱し、しょうがを入れて炒める。香りがしてきたらにんじんを加えて色が変わるまで炒める。
3 いか、小松菜、もやし、みそ玉を加え、みそ玉が溶けて全体に火が通るまで炒める。
4 器に盛り、こしょうを振る。

長生きみそ玉で作る

ご飯・麺・パン

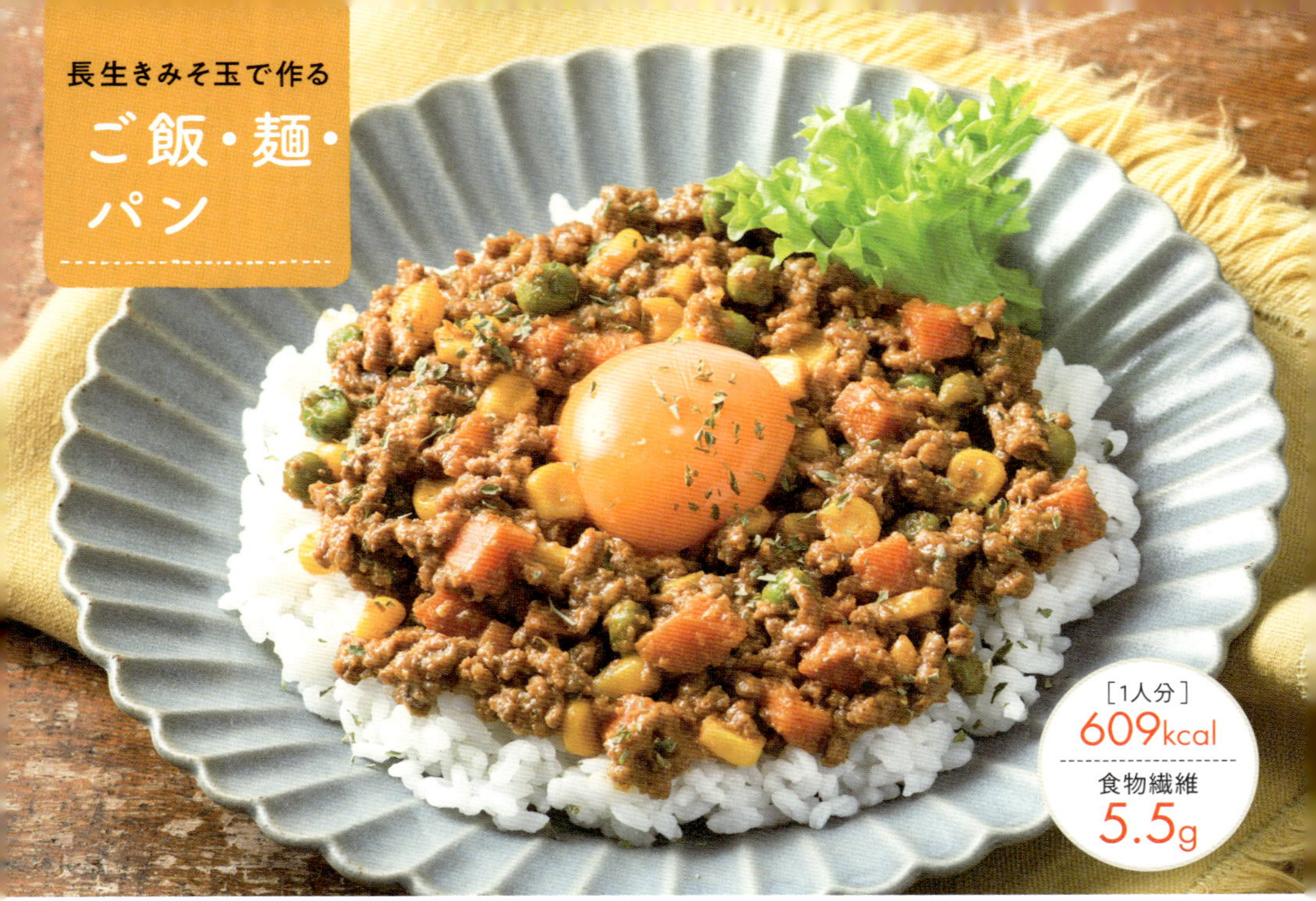

［1人分］
609kcal
食物繊維
5.5g

電子レンジまかせでストレスなし！

レンチンキーマカレー

ストレス解消　食欲増進

材料(2人分)

長生きみそ玉 2個
ごはん ...... 適量
合いびき肉 150g
ミックスベジタブル（冷凍） 80g
卵黄 2個
ドライパセリ ...... 少々
A カレー粉 小さじ2
A トマトケチャップ 大さじ2

作り方

1. 耐熱性のボウルにひき肉、Aを入れてひと混ぜする。ミックスベジタブル、みそ玉を加え、ラップをかけて電子レンジで約4分加熱する。
2. 電子レンジから取り出し、全体をよく混ぜ合わせ、再びラップをかけて電子レンジで約4分加熱する。
3. 全体に火が通ったら、器に盛ったごはんにのせ、中心に卵黄をのせてパセリを振る。

ポイント

食欲増進効果や整腸作用など、スパイスの効能は数多いです。みそ玉は甘味、塩味、酸味などのバランスがとれているので、ポンッと入れるとひと味違ったコクがプラスされます。

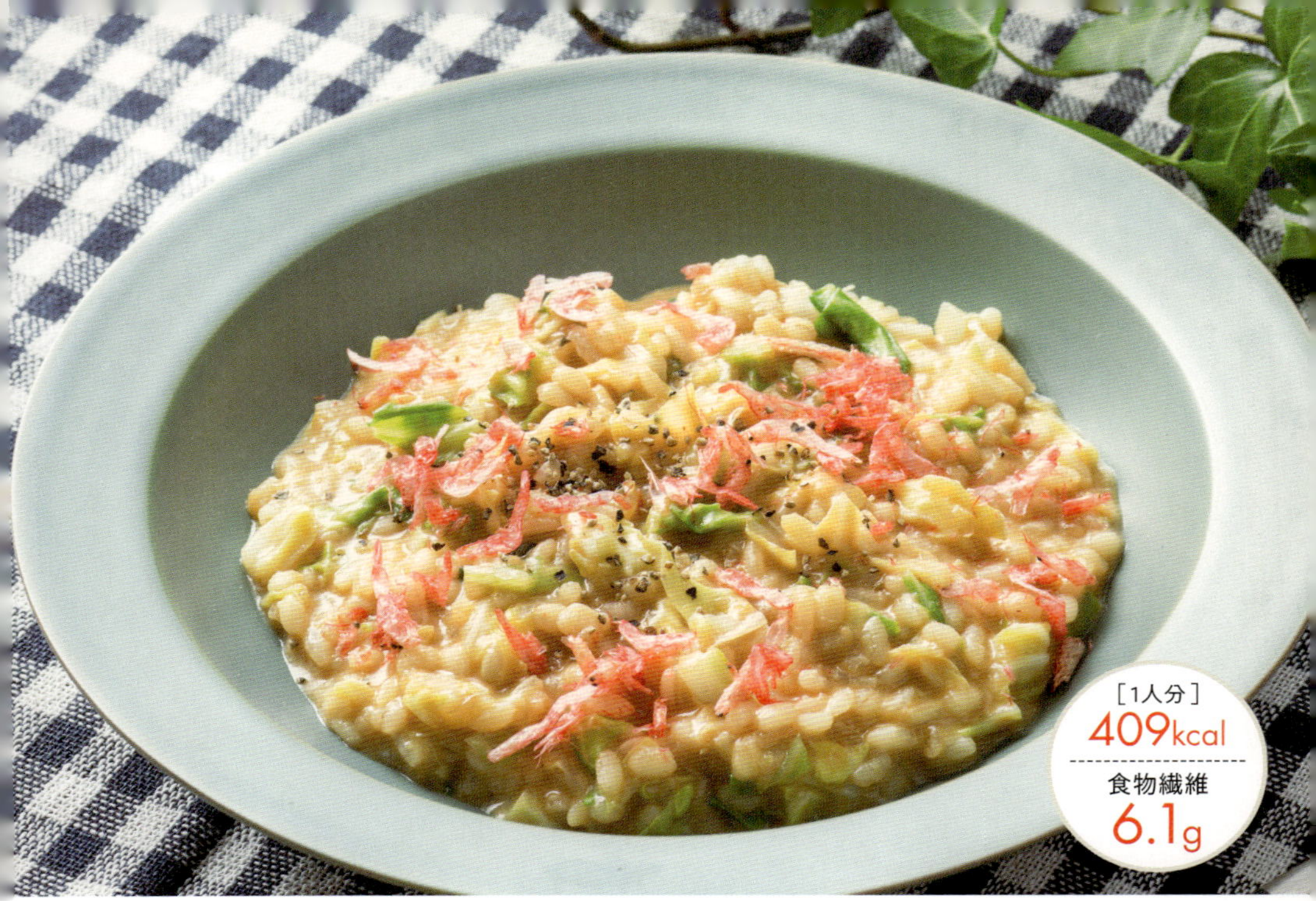

[1人分]
409kcal
食物繊維
6.1g

もち麦たっぷりで食物繊維を強化

キャベツとチーズのリゾット

便秘解消　ダイエット効果

材料(2人分)

長生きみそ玉 2個
米 80g
もち麦 50g
キャベツ ...... 大3枚(150g)
ピザ用チーズ 60g
桜えび 大さじ2
こしょう ...... 少々

作り方

1 キャベツは1cm角に切る。
2 フライパンに米、もち麦、水200ml(分量外)を入れ、蓋をしてひと煮立ちさせる。時々混ぜながら弱めの中火で米の表面が出てくる程度まで6～7分炊く。
3 水分がなくなってきたら水100～200ml(分量外)を足し、再度ひと煮立ちさせてから米が好みのかたさになるまで6～7分炊く。キャベツを加えて大きく混ぜ、キャベツがしんなりするまで加熱する。
4 チーズ、みそ玉を加え、ざっくりと混ぜて溶かして火を止める。
5 器に盛り、桜えびを散らし、こしょうを振る。

ポイント

キャベツにもち麦をプラスし食物繊維がたくさんとれるリゾットに。みそ玉を使うことで、コンソメなしでもコクが出ます。

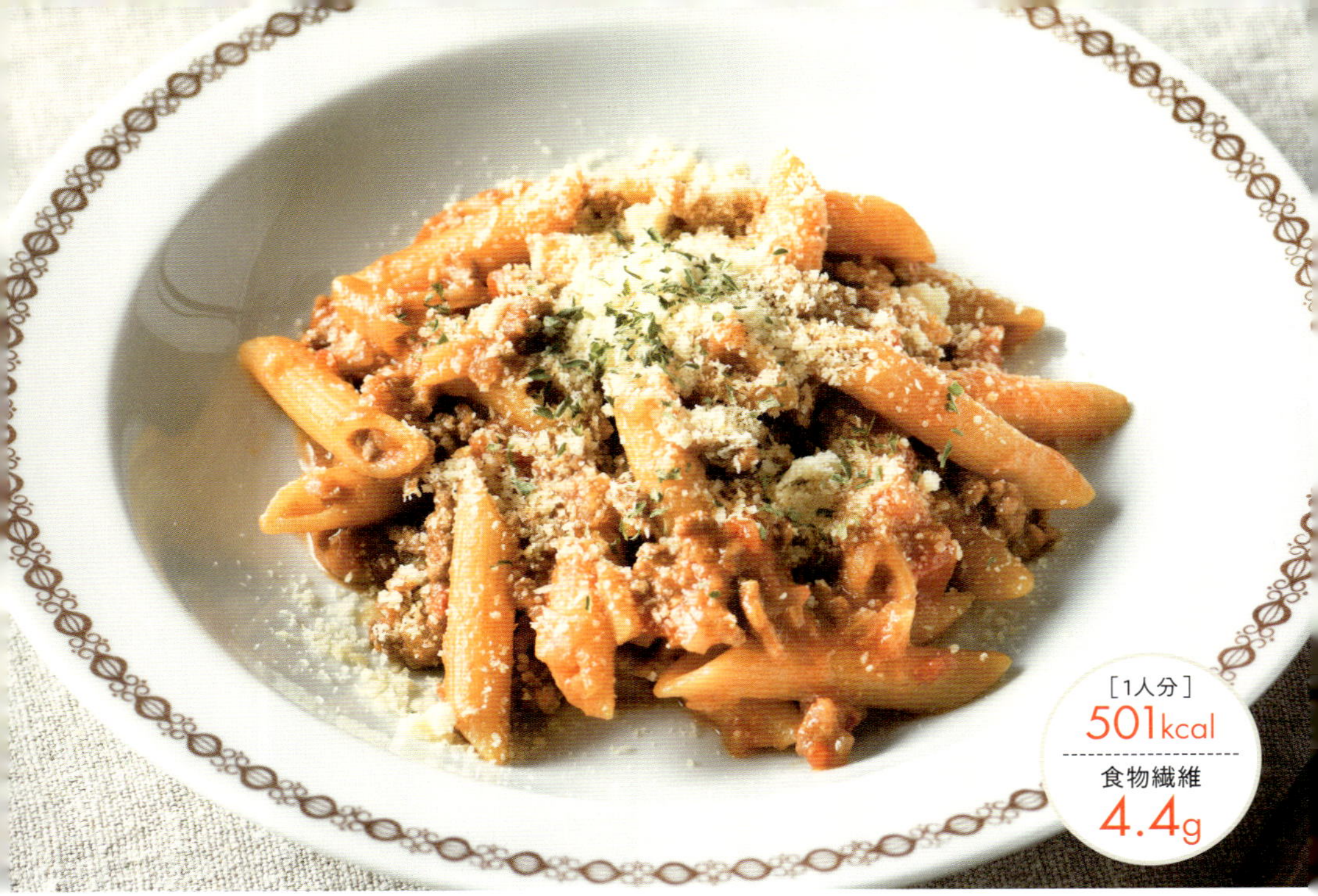

［1人分］
501kcal
食物繊維
4.4g

手間がかかるボロネーゼがフライパンひとつで作れる！

ワンパンボロネーゼ

ストレス解消　ガン予防

材料（2人分）

長生きみそ玉 …… 3個
ペンネ …… 140g
合いびき肉 …… 140g
セロリ …… 1/2本
にんにく …… 1かけ
塩 …… 少々
粉チーズ、パセリ …… 各適量
オリーブオイル …… 小さじ2
A
カットトマト缶 …… 200g
砂糖 …… 小さじ1/2
唐辛子の小口切り …… 適量
水 …… 3カップ

ポイント

セロリには塩分を体外に排出するカリウムや食物繊維が含まれます。トマトにはリコピンも豊富。みそ玉に玉ねぎや酢が入っているので、通常よりも材料は少なめ！

作り方

1 セロリ、にんにくはみじん切りにする。
2 フライパンにオリーブオイルを熱し、セロリ、にんにくを入れて炒める。香りがして半透明になったら、ひき肉を加えてポロポロになるまで炒める。
3 Aを加え、蓋をしてひと煮立ちさせる。
4 アクを取り除き、ペンネを加えて時々混ぜながらアルデンテになるまで10～12分煮て火を止める。
5 みそ玉を加え、ざっくりと混ぜて溶かし、塩で味を調える。
6 器に盛り、粉チーズ、パセリのみじん切りを振る。

卵のたんぱく質が主役です！

みそカルボ

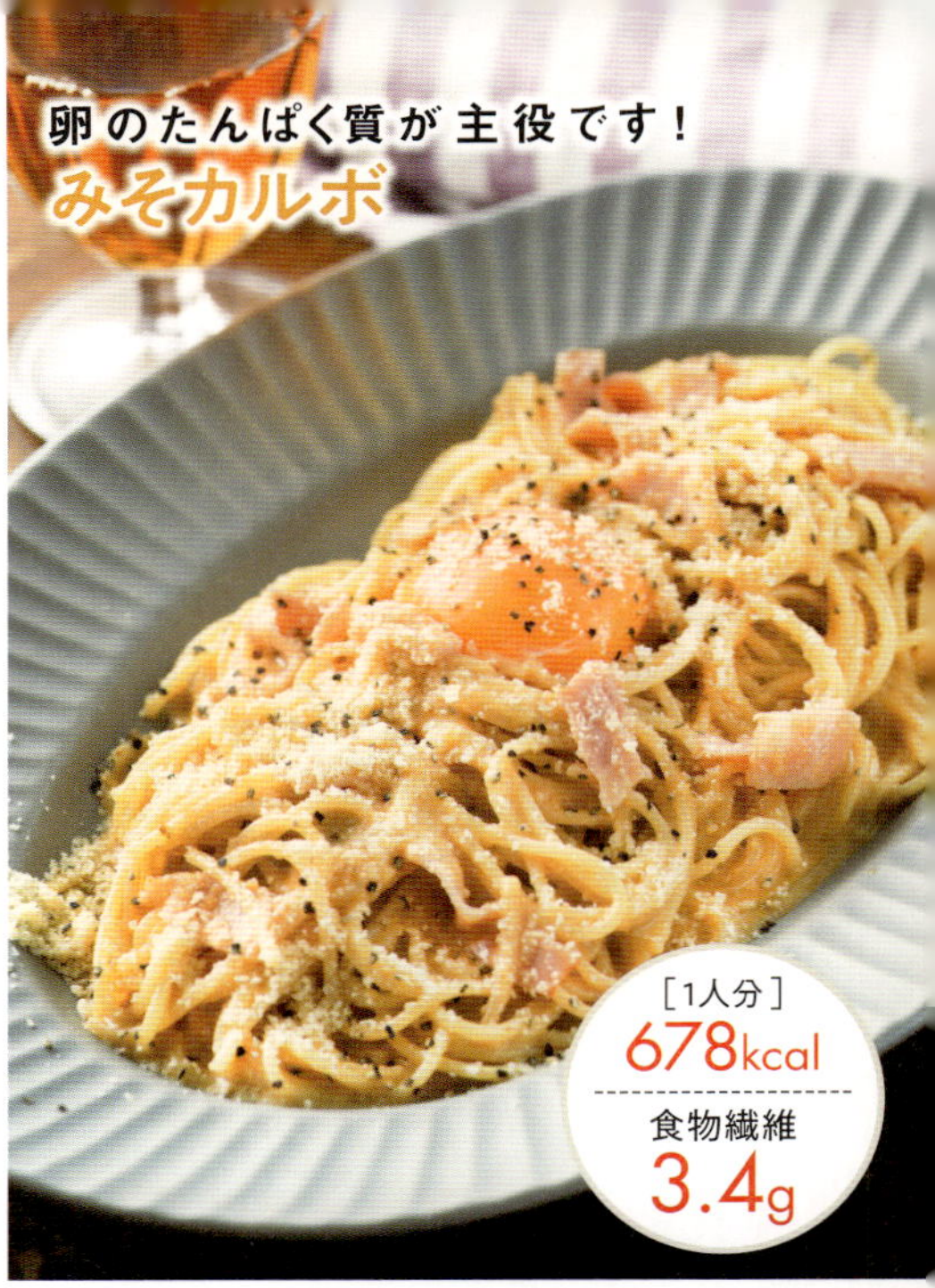

［1人分］
678kcal
食物繊維
3.4g

疲労回復

材料（2人分）

長生きみそ玉 2個
スパゲッティー 160g
スライスベーコン 2枚
卵黄 2個
粉チーズ、粗びき黒こしょう ...... 各適量

A
- 卵 2個
- 生クリーム 大さじ3
- 粉チーズ 大さじ3
- 粗びき黒こしょう 小さじ2/3

作り方

1 ベーコンは1cm幅に切り、耐熱容器に入れてラップをかけて電子レンジで40秒加熱する。みそ玉を加え、電子レンジで20～30秒加熱して溶かす。
2 鍋に湯を沸かし、パスタをゆでる（パッケージの表示時間よりも1分短くあげる）。その間に、ボウルにA、1を入れてよく混ぜ合わせてソースを作る。
3 パスタがゆで上がったら水けをしっかりと切り、熱いうちにソースに入れて手早く混ぜ、全体をとろっとさせる。
4 器に盛り、卵黄をのせ、粉チーズ、粗びき黒こしょうを振る。

忙しい朝、トーストとみそ汁の一体型はいかが？

みそチーズトースト

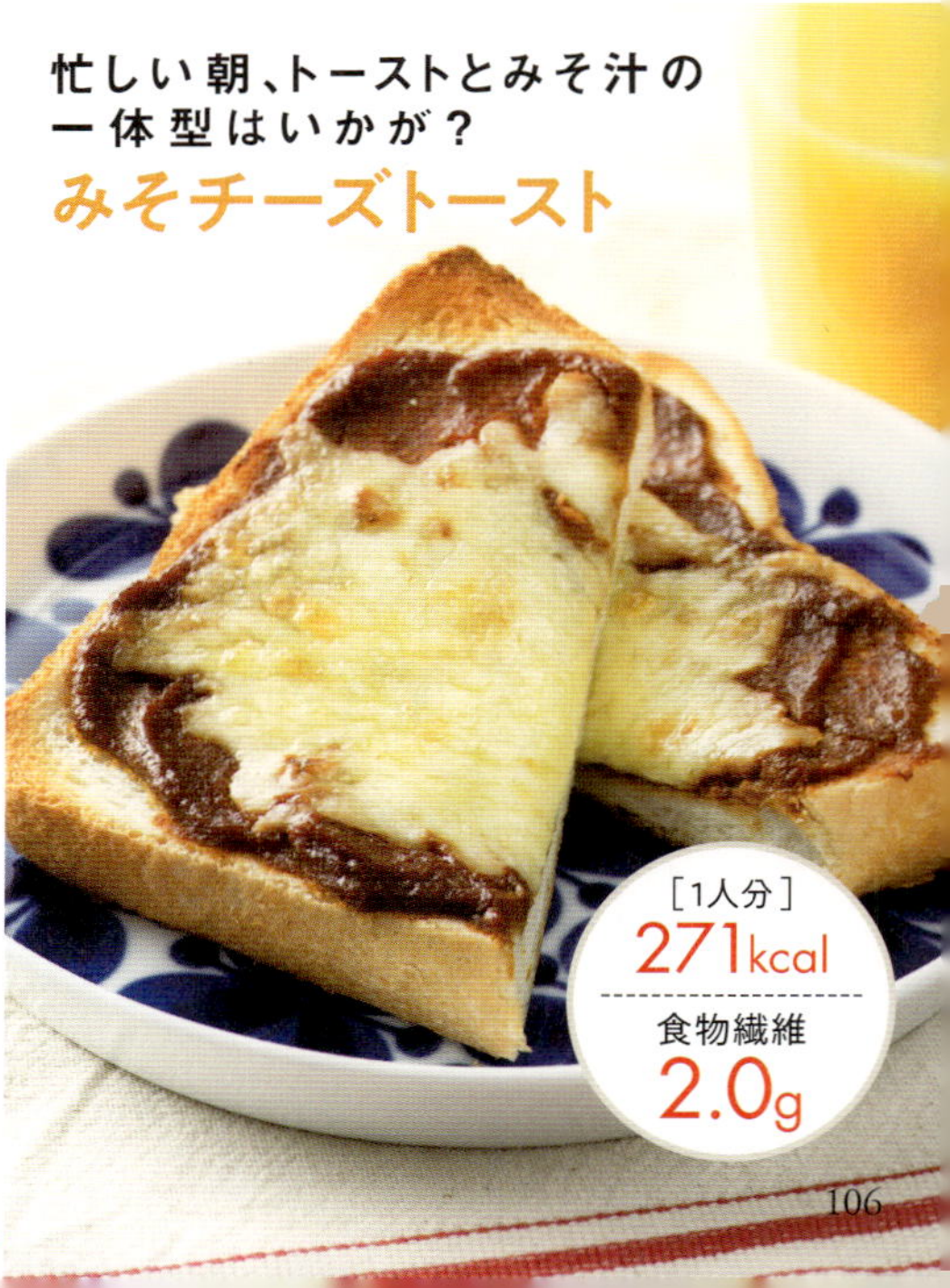

［1人分］
271kcal
食物繊維
2.0g

ストレス解消

材料（2人分）

長生きみそ玉 1個
食パン（5枚切り） 2枚
バター 10g
はちみつ 小さじ1
ピザ用チーズ 30g

作り方

1 耐熱容器にみそ玉、バターを入れてラップをかけ、電子レンジで20～30秒加熱して溶かす。
2 1にはちみつを加え、混ぜ合わせる。
3 食パンに2を塗り広げ、チーズを散らしてオーブントースターで焼く。

長生きみそ玉で作る

そのほか

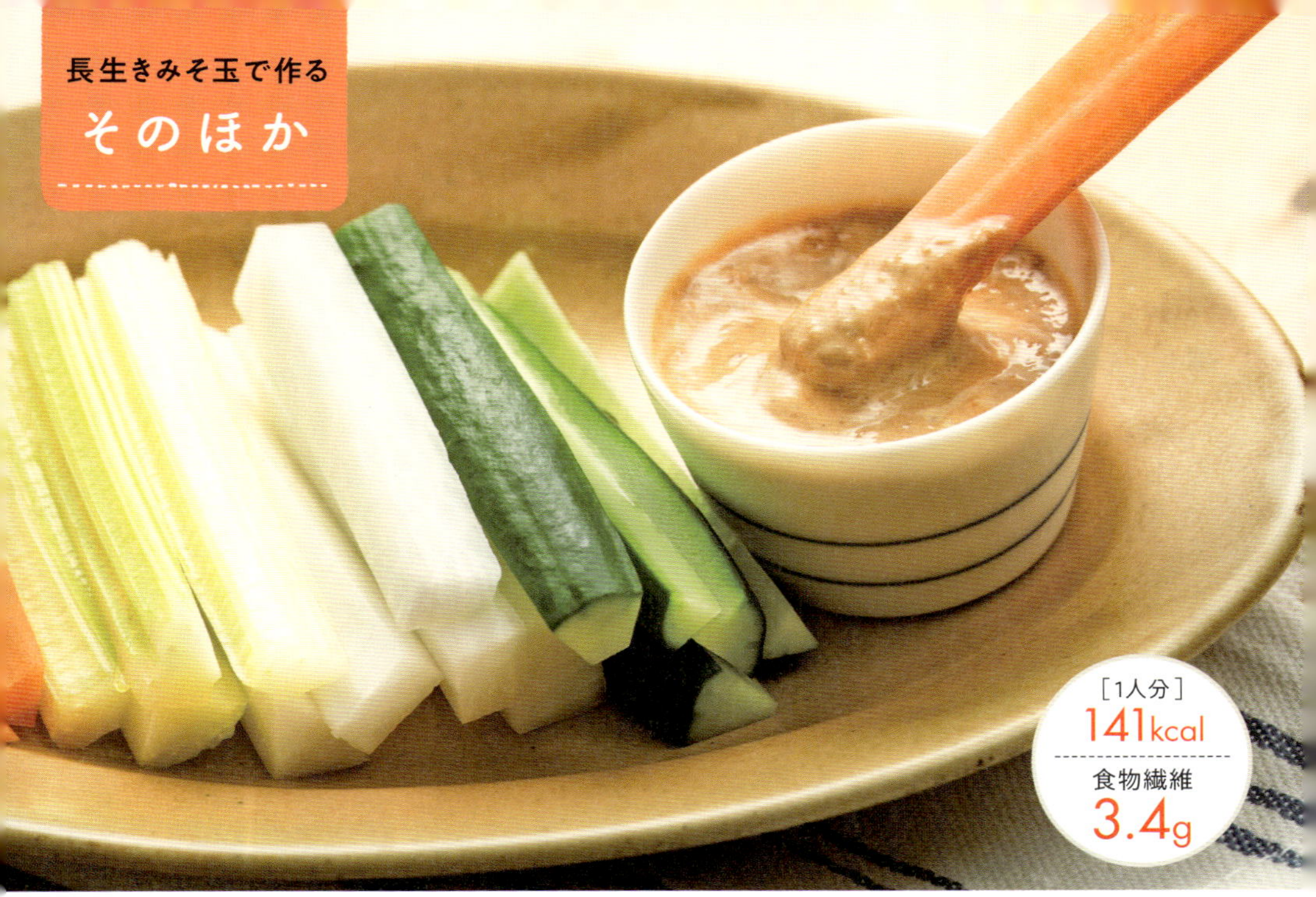

［1人分］
141kcal
食物繊維
3.4g

野菜に含まれる熱に弱い栄養素もこれで安心

アンチョビみそマヨディップ

免疫力アップ　食欲増進

材料（2人分）

長生きみそ玉 …… 1個
マヨネーズ …… 大さじ2
アンチョビ …… 1切れ
きゅうり、大根、
セロリ、にんじん …… 各適量

作り方

1 耐熱容器にみそ玉を入れ、電子レンジで20〜30秒加熱して溶かす。
2 1にマヨネーズ、みじん切りにしたアンチョビを加え、混ぜ合わせる。
3 きゅうり、大根、セロリ、にんじんをスティック状に切って器に盛り、ディップをつけながらいただく。

ポイント

ビタミンCや大根に含まれる消化酵素など、野菜に含まれる栄養素は熱に弱いものも多いです。そこで、みそ玉で作ったディップやドレッシングをつけて、生で食べるのもおすすめです。

アンチエイジング効果の
ハーブ類を使って♪

ハーブみそチーズのディップ

ストレス解消

材料（2人分）

長生きみそ玉 …… 1個
クリームチーズ …… 50g
好みのドライハーブ
（バジル、ローズマリーなど）
…… 小さじ1/2
クラッカー、こしょう …… 各適量

作り方

1 耐熱容器にみそ玉を入れ、電子レンジで20～30秒加熱して溶かす。
2 1に室温に出しておいたクリームチーズを加え、なめらかになるまで混ぜ合わせる。ドライハーブを加え、さらに混ぜる。
3 器に盛り、こしょうを振る。クラッカーを添える。

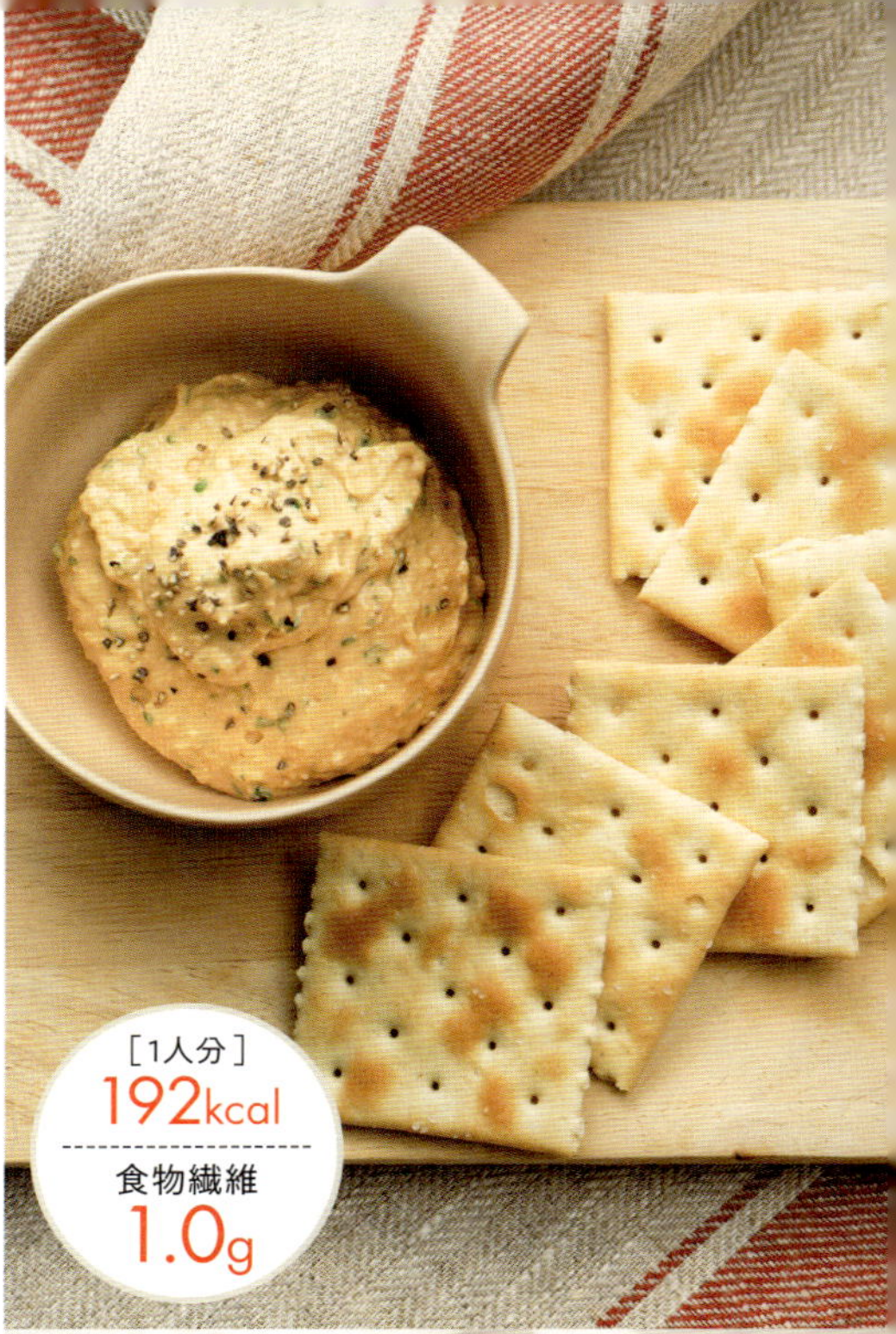

［1人分］
192kcal
食物繊維
1.0g

酢をプラスして疲労回復効果を狙う！

みそごまだれ

疲労回復

材料（2人分）

長生きみそ玉 …… 1個
トマト……1個
きゅうり……1/3本
A
白練りごま……大さじ2
オリゴ糖……小さじ1/2
酢……小さじ1

作り方

1 耐熱容器にみそ玉を入れ、電子レンジで20～30秒加熱して溶かす。
2 1にAを混ぜ合わせる。
3 トマトはヘタを取り除いて1cm厚さに切り、きゅうりは斜め薄切りにして器に盛り、2をかける。好みでごまを振る。

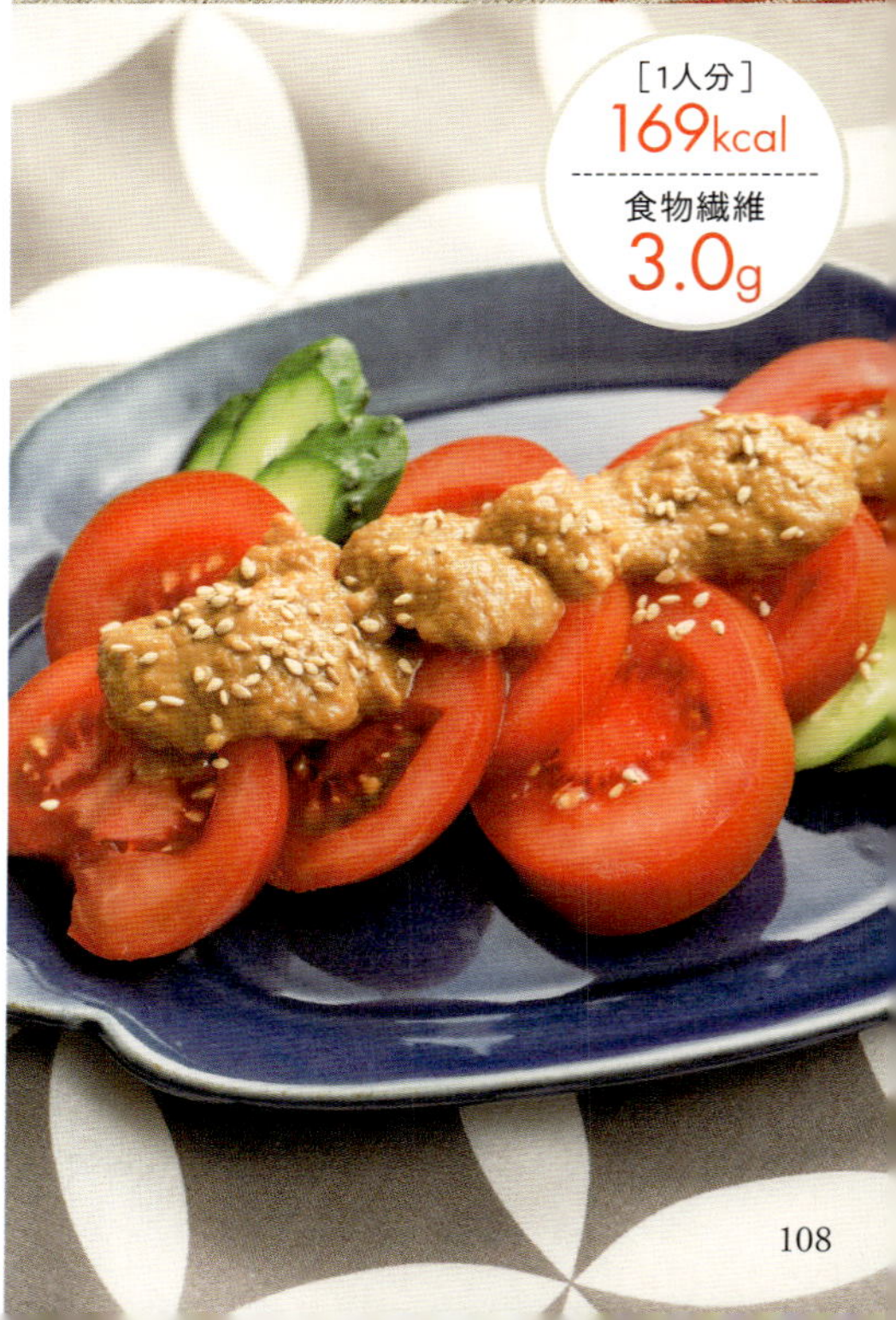

［1人分］
169kcal
食物繊維
3.0g

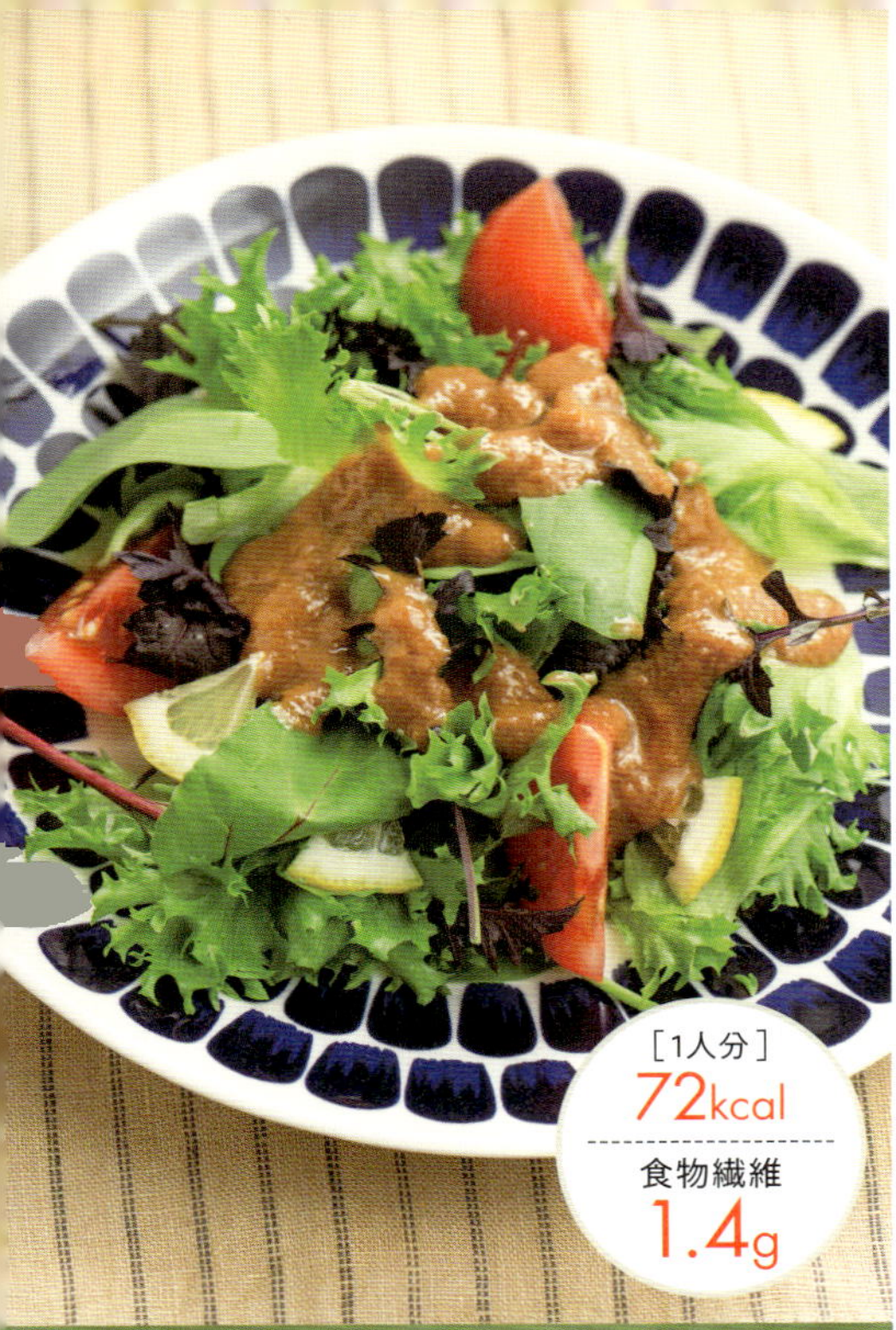

［1人分］
72kcal
食物繊維
1.4g

肌や消化器にはたらく
オリーブオイル入り

フレンチドレッシング風

腸内環境を整える

材料（2人分）

長生きみそ玉 …… 1個
酢 …… 小さじ2
オリーブオイル …… 小さじ2
レタス類、トマト、レモン …… 各適量

作り方

1 耐熱容器にみそ玉を入れ、電子レンジで20～30秒加熱して溶かす。
2 1に酢、オリーブオイルを加え、混ぜ合わせる。
3 レタス類は食べやすい大きさに切り、トマトのくし形切り、レモンの薄切りなどと器に盛り、2をかける。

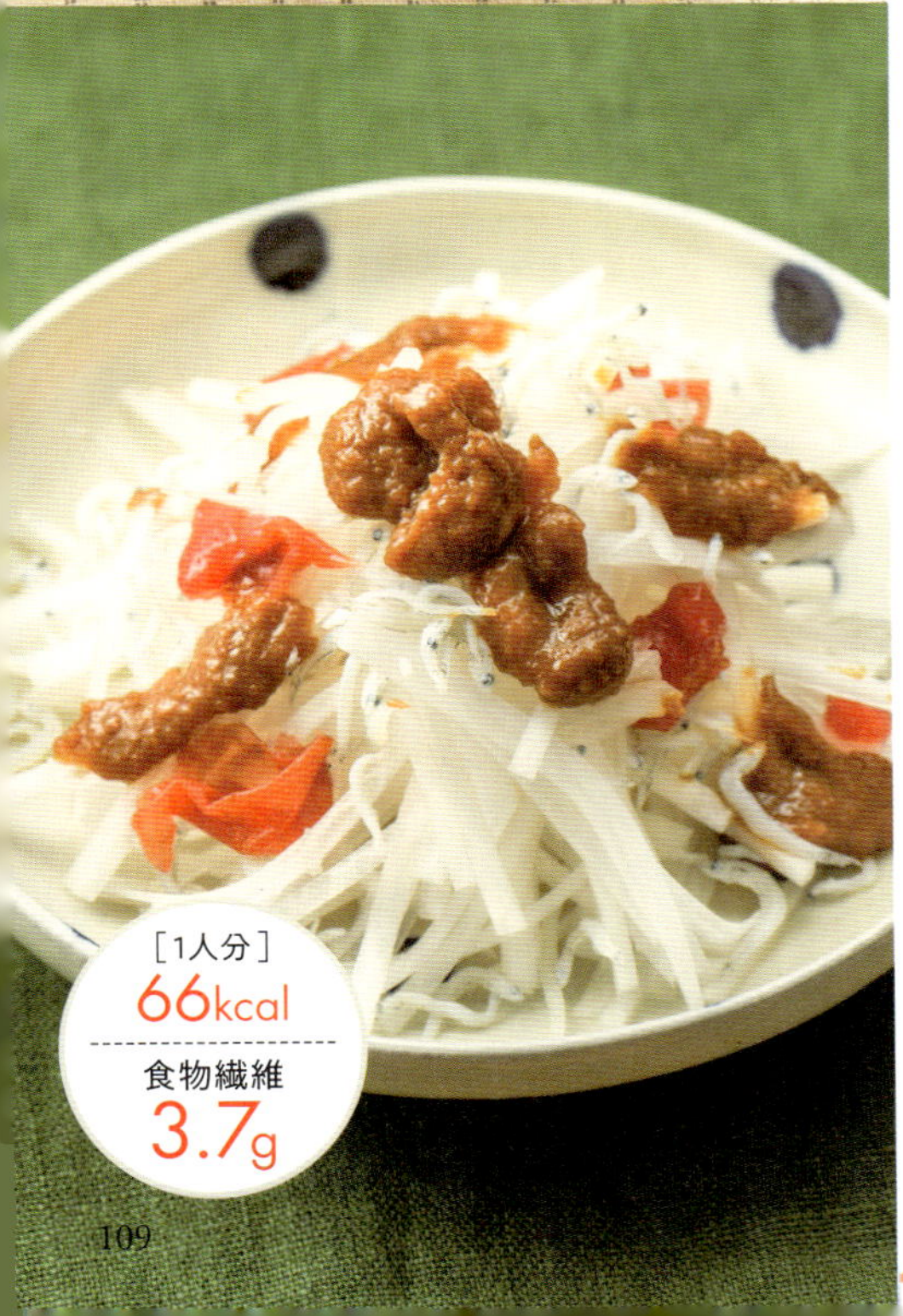

［1人分］
66kcal
食物繊維
3.7g

和の食材を中華味にして
エネルギー充電

中華風だれ

疲労回復

材料（2人分）

長生きみそ玉 …… 1個
大根 …… 150g
梅干し …… 1個
じゃこ …… 大さじ2
ごま油、酢 …… 各小さじ1

作り方

1 耐熱容器にみそ玉を入れ、電子レンジで20～30秒加熱して溶かす。
2 1にごま油、酢を加え、混ぜ合わせる。
3 大根は細切りにし、器に盛る。ちぎって種を取り除いた梅干しをのせ、じゃこを散らす。2をかける。

［コラム❹］

りんご酢に関する素朴なギモン

Q りんご酢と普通の酢はどう違う？

Ⓐ 穀物を使わず、りんご果汁を原料としています。

お酢には穀物酢や米酢、バルサミコ酢など、さまざまな種類があります。これらは製造行程や原材料の違いによるもの。りんご酢は原料に穀物を使わず、りんご果汁を材料に発酵させて作られているのが特徴です。味にクセがなく、ドレッシングとして使われるほか、飲用としても人気があります。

Q リンゴポリフェノールってどんなもの？

Ⓐ ポリフェノールの中でも、断トツの抗酸化作用をもつ成分です。

ポリフェノールは、5000以上の種類が存在しています。たとえば、大豆に含まれるイソフラボンや緑茶に含まれるカテキンもポリフェノールの一種。その中でりんごに含まれるリンゴポリフェノールは、ポリフェノールの中でもとりわけ抗酸化作用が強いことから、食品業界で注目を集めています。

抗酸化作用を示すORAC値という指標で比較すると、ビタミンCに含まれるポリフェノール（L-アスコルビン酸）が435、ごまなどに含まれるポリフェノール（セサミン）が1510であるのに対し、リンゴポリフェノールはなんと2万5668。これがりんご酢の健康効果につながっているのです。

Q 開封後一番いい保存方法は？

Ⓐ 冷蔵庫での保存が最適です。

りんご酢は、直射日光が当たらず、ガス台付近など温度が高くなりやすい場所をさけた冷暗所で約３か月以内、冷蔵庫だと半年以内を目安に保存・使用してください。

ちなみに、穀物酢や米酢を冷暗所で保管した場合、約半年以内。冷蔵庫であれば１年が目安となります。

長期保存していると、当然風味は落ちてきますので、開封後はなるべく早めに消費するのが吉です。

第5章

さらに病気を遠ざける

「長生きみそ汁」習慣のすすめ

毎日の「長生きみそ汁」に
５つの習慣まで組み合わせれば
もう怖いものなし！

病気を遠ざけるポイントは「習慣化」

そろそろ「長生きみそ汁」を飲むことになれてきたあなた。体調も徐々によくなり、健康がいかに素晴らしいことか、実感されはじめているでしょう。

ここからは、「長生きみそ汁」のパワーを、より大きくする方法を紹介していきます。どれも忙しい毎日の中でも取り入れられる、とっても簡単な方法です。

ポイントは、すべての方法を最初からやろうとするのではなく、**できることからはじめて、習慣化してしまう**ことです。

毎日歯磨きをするのと同じくらい自然な行動になれば、「やらないといけない」「がんばらないと」といった、自律神経のバランスを崩すストレスからも解放されます。

「長生きみそ汁」と一緒に、これから紹介する方法を、続けられそうな方法からはじめてみてください。習慣化さえできれば、自然に無理なく続けられて、病気や不調が遠ざかっていくはずです。

習慣1

朝起きたら、コップ1杯の水をぐいっと飲みほす

朝、目覚めたらコップ1杯の水を飲むと、それがきっかけとなって腸が動き出します。胃の重みで腸が刺激され、ぜんどう運動が活発になります。自然な便意が起こり、また水分によって便が軟らかくなるので、排便がスムーズになります。

腸は食べ物から栄養をとり込み、血液の質を決定づける臓器です。腸の動きが悪くなると、血流が悪くなり、血液も汚れ、不調につながります。だから便をためず、腸を良好に保っておくのは、不調を遠ざける上で大切なのです。

ポイントは飲み方。**コップ1杯分の水を一気に飲む**ことです。飲んだ水の重さで、胃袋がその下にある大腸を刺激して、腸の運動が活性化します。

温度は一気に飲めるのであれば、冷たくても温かくても大丈夫です。

習慣2 音楽とアロマの力でリラックス

私たちの脳は、喜怒哀楽といった感情に対して、視床下部《ししょうかぶ》という部位が作用します。この視床下部は自律神経を司る場所で、体中の臓器に〝働け〟〝休め〟の命令を送ります。

外からの刺激の中でも、**音楽の効果は絶大**で、自律神経のバランスを整える効果を発揮します。また、人間の脳は、本能的に音楽を「快」と感じるようにプログラムされていることもわかりました。

音楽のほかにも、**アロマテラピーの香油には、心身を落ち着かせる働きのあるものが多くあります**。リラックス系の作用があるのは、ラベンダー、カモミール、クラリセージ、イランイラン、サンダルウッドなど。就寝前にアロマを焚き、ゆっくりしたテンポやネイチャーサウンドの音楽を流せば、心地よい音楽と香りに包まれ、リラックスして質のいい睡眠をとることができるはずです。

習慣3

3行日記を書く

一日の終わりに3行の日記をつけてみましょう。

この日記は、「一番失敗したこと」「一番感動したこと」「明日の目標」という3つのテーマを、1行ずつの簡潔な文にまとめていくものです。

寝る前にひとりで机に向かい、必ず手書きで、ゆっくりと、ていねいに文字を書くことで、副交感神経が高まり、質の高い睡眠がとれます。

○月○日（　）

1. **一番失敗したこと、または体調が悪かったこと**

2. **一番感動したこと、またはうれしかったこと**

3. **明日の目標、またはいま一番関心があること**

習慣4
「長生きストレッチ」で腸の動きを改善する

「長生きみそ汁」の力を全身にいきわたらせましょう。

「長生きストレッチ」は、長生きみそ汁の栄養をとり込み、体のすみずみまで届ける**腸の動きを改善する**ためのストレッチです。**朝起きたタイミングや、夜のリラックスタイムに、毎日5分間**の「長生きストレッチ」をしましょう。

ここで紹介する3つのストレッチを行うだけで、「長生きみそ汁」の効果が倍増していきます。

STEP 1

1対2の呼吸

ゆっくり1数える長さで息を吸い、2倍の時間をかけてゆっくり息を吐きます。呼吸は鼻からでも口からでも構いませんので、リラックスして行うようにしてください。

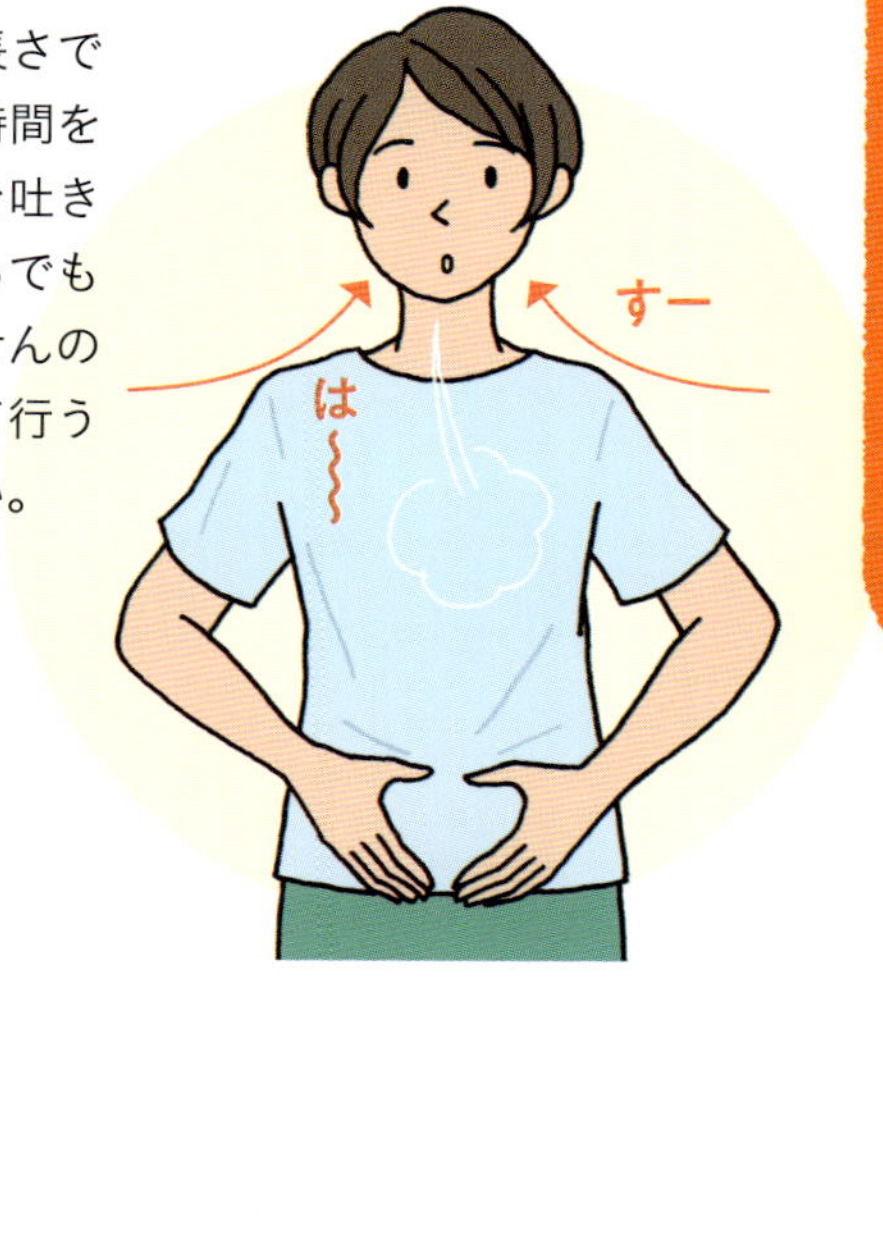

STEP 2

体を傾けるストレッチ

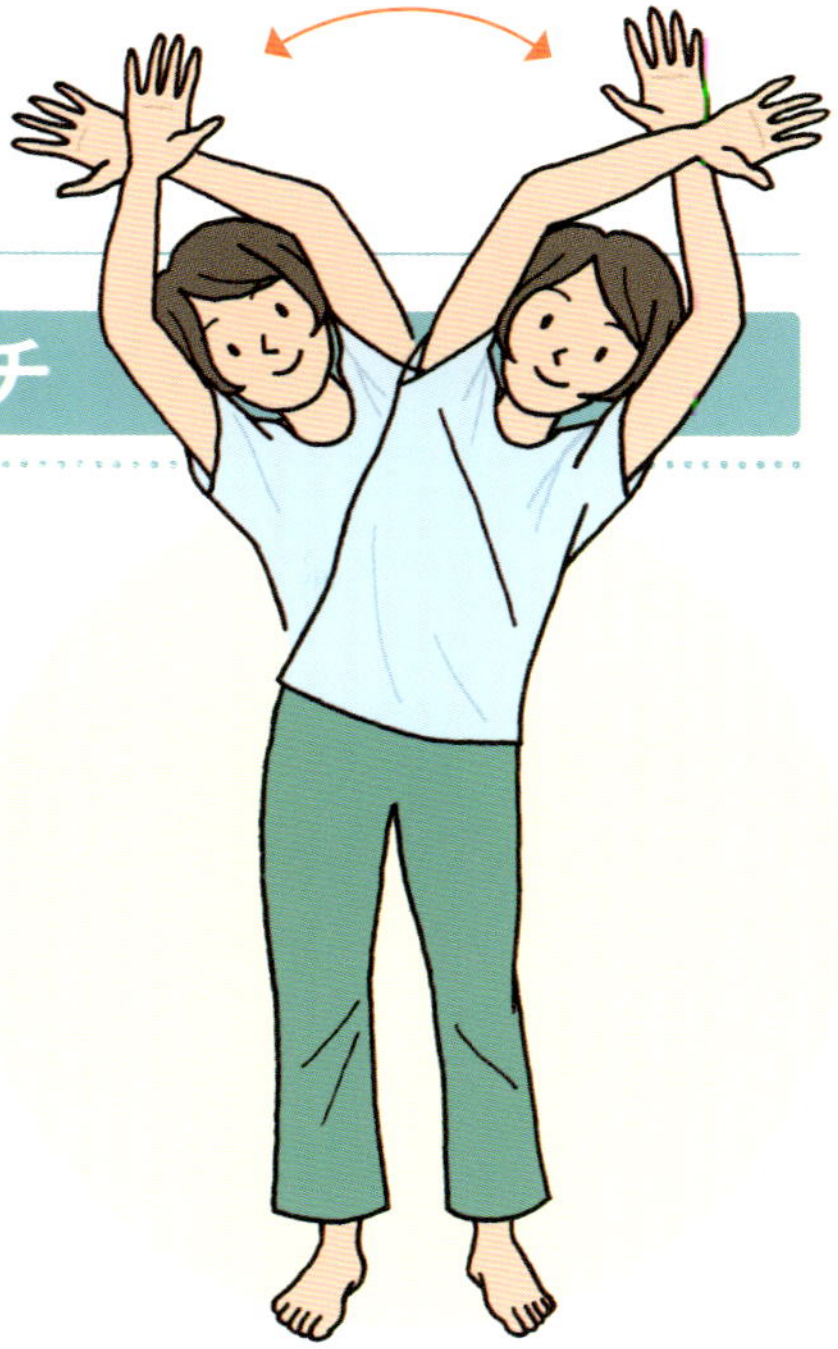

❶足を肩幅に開いて、まっすぐに立ち、両腕を上げて頭の上で手首を交差させます。

❷ゆっくり呼吸をしながら全身を上に伸ばし、そのあと上体を体側にそって、左右に倒していきます。左右１セットで、計３セット行います。

STEP 3

上体ツイストストレッチ

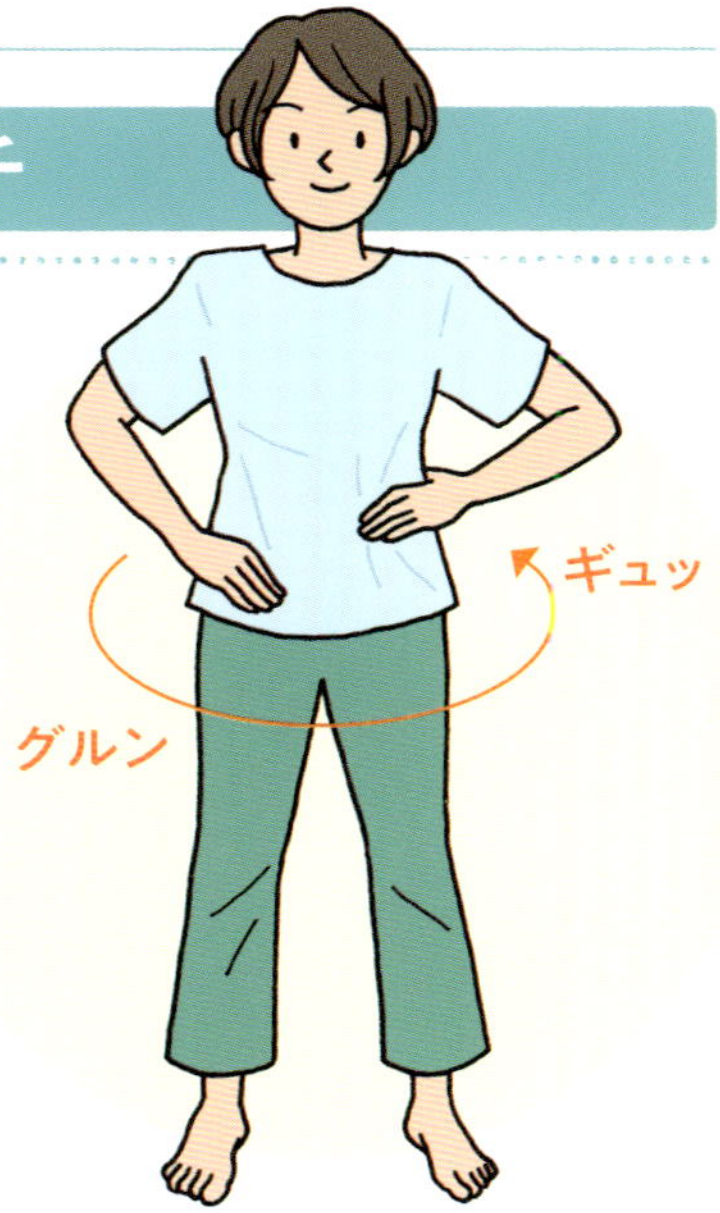

❶片手でろっ骨のすぐ下を、もう片方の手で腰骨のすぐ上をつかみます。力を入れてしっかりつかむことで、お腹に圧力がかかり、腸を刺激することができます。

❷つかんだまま、肛門をキュッとしめて、骨盤を回します。８回まわしたら、反対まわりも８回。まわし終えたら、今度はつかんでいる手の位置を逆にして、同様に骨盤を大きくゆっくり、８回ずつまわしましょう。

習慣5

一汁一菜の「長生きみそ御膳」で自律神経を整える

「長生きみそ玉」を使った料理の組み合わせで、一汁一菜の御膳を作ってみましょう。

一汁一菜とは、主食（ごはん）＋汁もの＋おかずを、一品ずつで構成した献立のことです。近年、飽食が問題になっていますが、日本の伝統に基づいたシンプルな献立は、**食べ過ぎを防ぎ、作る時間や手間もかからないので、日々の献立に悩むこともなくなります**。

ただ、三品はちょっと寂しいな、と感じてしまうかもしれません。ですが、時間をかけて一品一品ゆっくり味わう食事は、忙しい日々に追われ、交感神経が優位になりがちな、みなさんの自律神経のバランスを、整えてくれるはずです。

食事の時間を「ゆっくりする、ホッとひと息つく時間」にすれば、できあがった栄養満点の食事との相乗効果で、心も整っていくはずです。

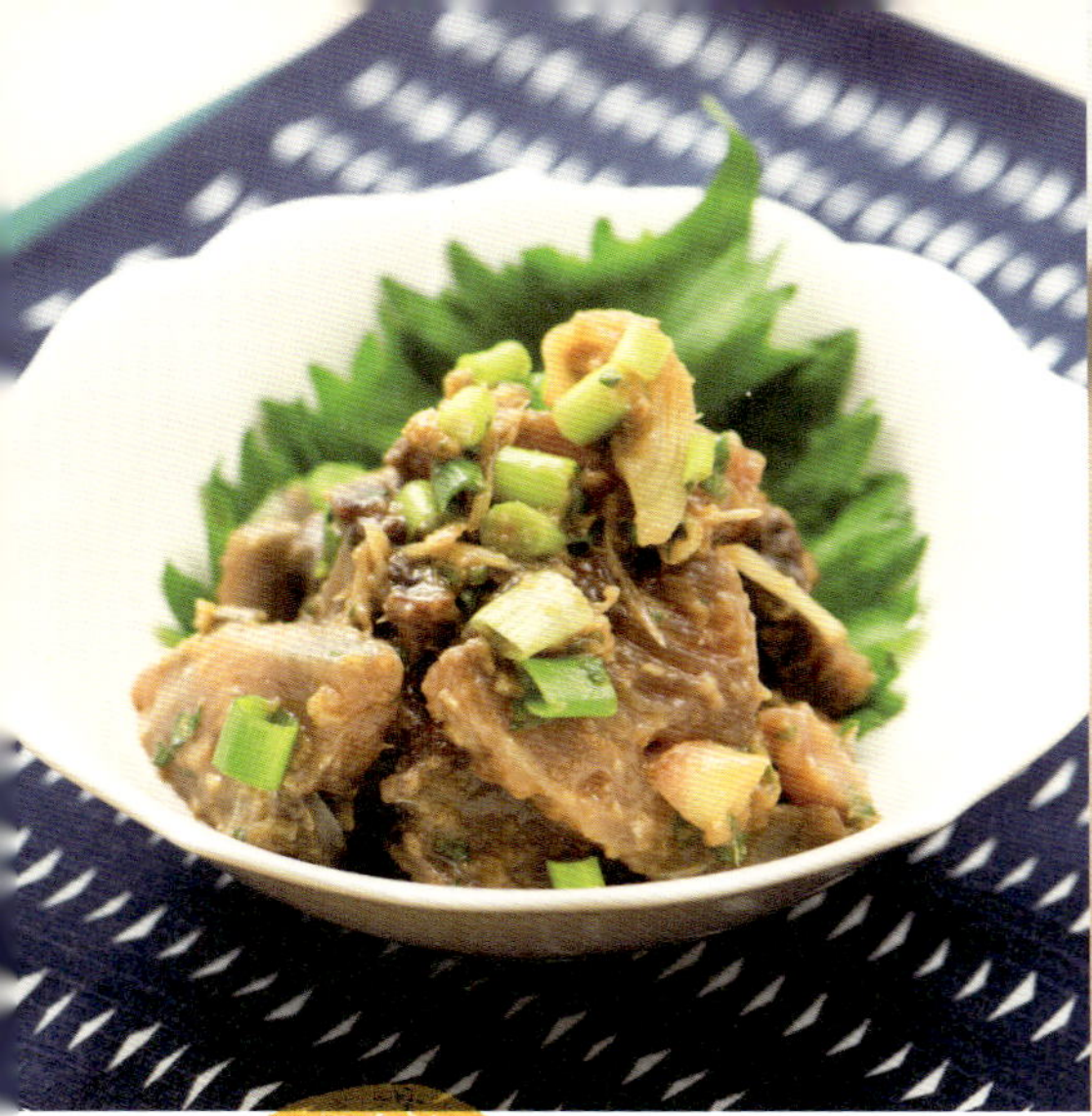

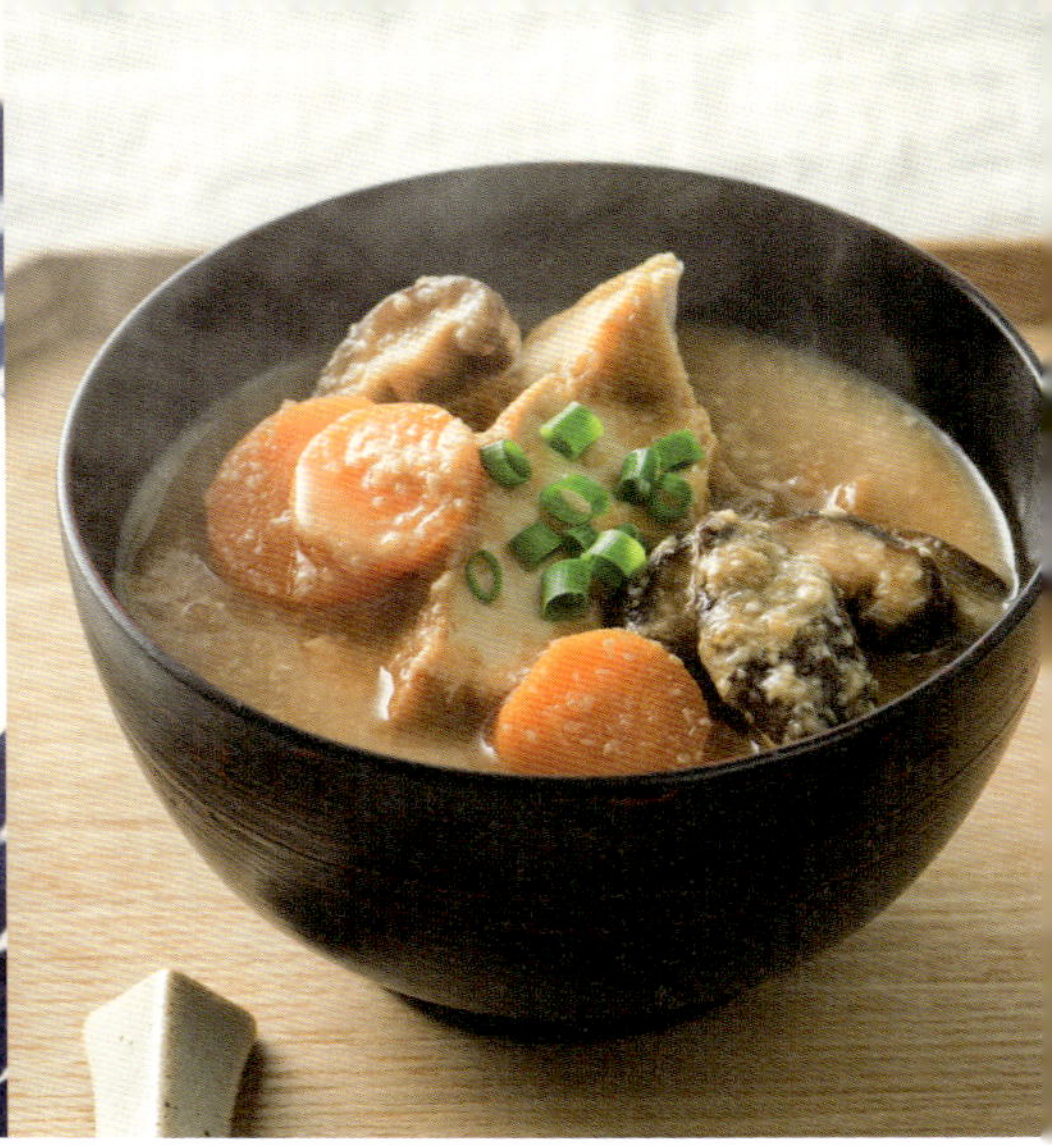

朝食に
おすすめの
御膳

- かつおのねぎみそ和え » 作り方は102ページ
- 厚揚げの酒粕汁 » 作り方は78ページ
- 白米または玄米ごはん

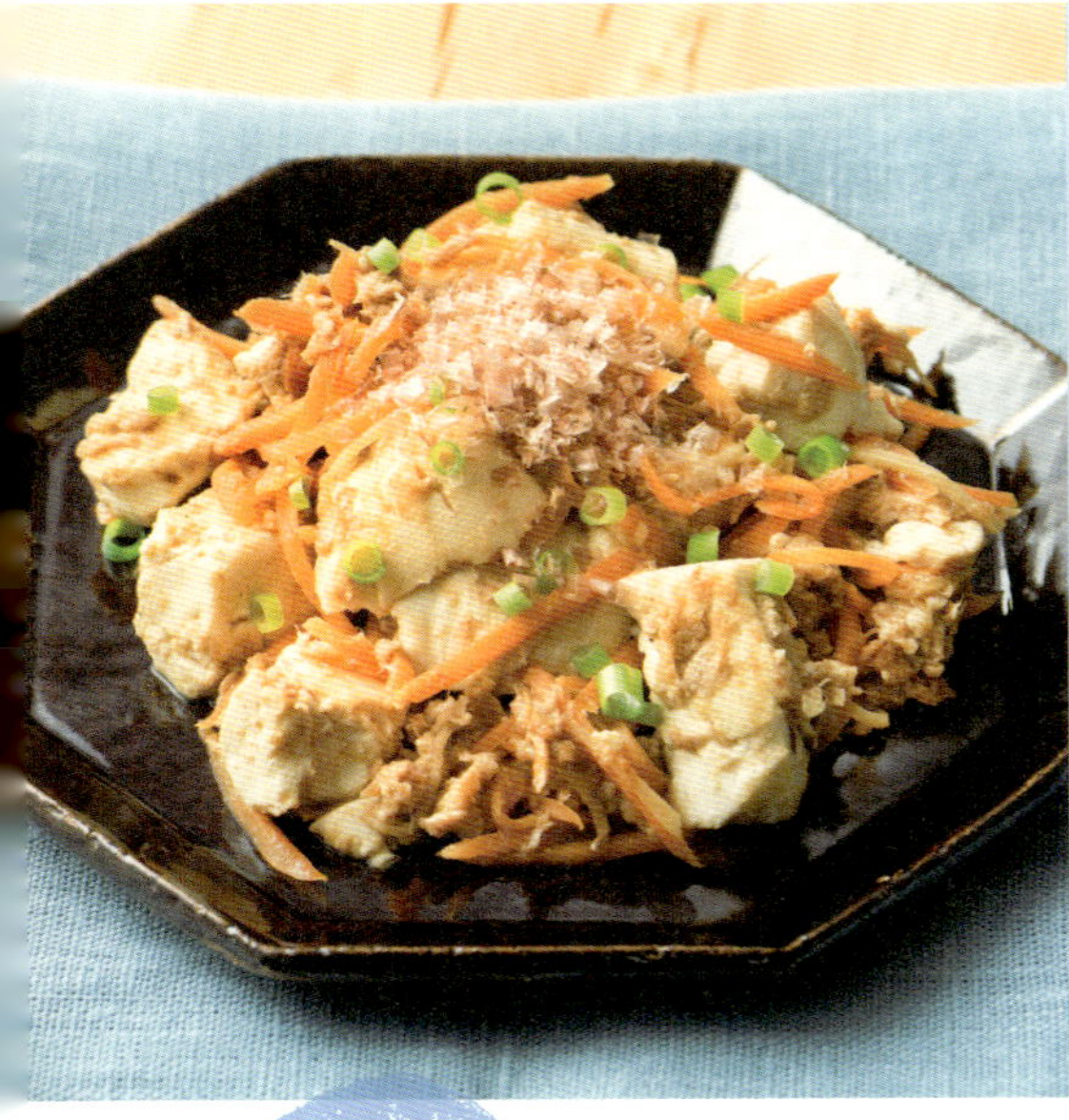

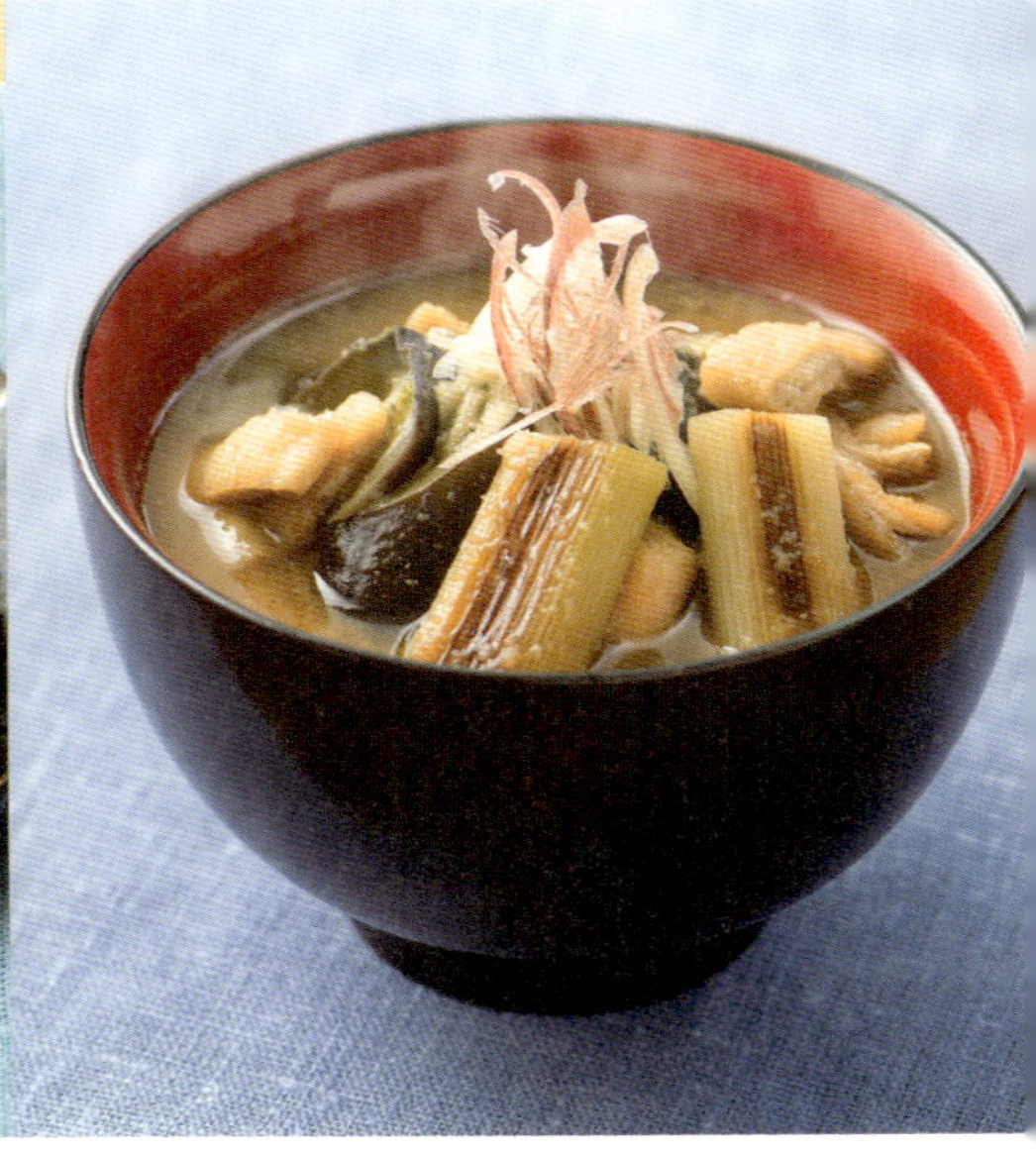

夕食に
おすすめの
御膳

- 豆腐とにんじんのツナ炒め » 作り方は93ページ
- こうばし野菜とお揚げさんのみそ汁 » 作り方は64ページ
- 白米または玄米ごはん

おわりに

イタリアンにフレンチ、中華料理に和食。高級店からB級グルメまで、さまざまな食を楽しめる日本は世界有数のグルメ天国です。

私もおいしいお店で楽しい時間を過ごすのは好きですが、一番ホッとできるのは、昼食に大学病院の食堂でみそ汁を飲むとき。そこで、午後の仕事に立ち向かう活力が生まれます。幼いころから親しんだみその味、みそ汁の味がリセットボタンになっているのです。

私が自律神経の研究をはじめたきっかけは、自分自身のストレスでした。日中は手術や診療で昼食を食べる時間がないほど忙しく、夜は日付が変わるまで残務の整理。加えて、複雑な人間関係があり、休日が終わる日曜日の夜になると、気分が沈むように……。

大好きな仕事だったからこそ、心身のアクセルを踏んで没頭し続け、ストレスが自律神経のバランスを崩してしまったのです。この出来事をきっかけに、生活を見直し、少しずつ心とからだの余裕を取り戻すことができました。

自律神経はからだをアグレッシブ方向に働かせる「交感神経」と、リラックス方向に働かせる「副交感神経」からなり、両方とも高いレベルでバランスよく保たれるのがベスト。

しかし、現代の人々は「交感神経」が優位になる傾向です。そもそも、「交感神経」には、人間に危機が迫ったときに、心身の機能を高める役割があります。つまり、現代の人々の生活には、ある種の〝危機〟が多いのです。

そこで、「長生きみそ汁」でホッとひと息。腸の調子を整え、腸と関係の深い自律神経のバランスをコントロールする。さまざまな体の不調から生じる老化への対抗策にもなる。簡単に作れて、毎日の調理のストレスからも解放される。そして、何よりも、みそ汁を飲む時間こそが、生活の余裕となって人生を楽しむことにつながります。健康長寿を実現するためには、いいことづくめの一品です。

心身の不調を感じている方は、自律神経の研究をはじめたころの私のように、一度立ち止まってみることをおすすめします。

大切なのは、それまでの生活を見直し、余裕をもつこと。人間の心身の活動は、自分の過去や未来のイメージをふくらませると、落ち着くようにできています。余裕が生まれれば、未来の自分に思いを馳せることができるでしょう。そうすれば、心身が落ち着きを取り戻して余裕ができて……と、正のループが生まれます。

このように考えるだけで、わくわくしてきませんか？「長生きみそ汁」をそのきっかけ作りに役立ていただければ、幸いです。

小林弘幸

医者が考案した
「長生きみそ汁」

発行日　2018年 7月 6日　第 1刷
発行日　2019年 1月 24日　第 21刷

著者　小林弘幸

本書プロジェクトチーム

編集統括	柿内尚文
編集担当	小林英史、大住兼正
デザイン	河南祐介、五味聡、塚本望来、藤田真央（FANTAGRAPH）
編集協力	平山純、友清哲
料理制作	田村つぼみ
写真	長尾浩之
イラスト	石玉サコ
校正	柳元順子
DTP	G-clef
営業統括	丸山敏生
営業担当	池田孝一郎
プロモーション	山田美恵、浦野稚加、林屋成一郎
営業	増尾友裕、熊切絵理、石井耕平、戸田友里恵、大原桂子、矢部愛、綱脇愛、川西花苗、寺内未来子、櫻井恵子、吉村寿美子、矢橋寛子、大村かおり、高垣真美、高垣知子、柏原由美、菊山清佳
講演・マネジメント事業	斎藤和佳、高間裕子、志水公美
編集	舘瑞恵、栗田亘、村上芳子、堀田孝之、菊地貴広、千田真由、生越こずえ
メディア開発	池田剛、中山景、中村悟志、小野結理
マネジメント	坂下毅
発行人	高橋克佳

発行所　株式会社アスコム

〒105-0003
東京都港区西新橋2-23-1　3東洋海事ビル
編集部　TEL：03-5425-6627
営業部　TEL：03-5425-6626　FAX：03-5425-6770

印刷・製本　株式会社光邦

Printed in Japan ISBN 978-4-7762-0995-9